JN038948

スーパーフーズ
モリンガ断食

断食施設に21年間勤めた私が学んだ
断食メソッド

ファスティングホテル「海の杜」
著 吉田益也

徳間書店

はじめに

私は静岡県伊東市でファスティングホテル「海の杜(もり)」を経営しています。この断食施設では栄養素に富んだモリンガを使った断食ジュースを提供する以外、何もありません。他の断食施設ではヨガやストレッチ教室などを開催していますが、ここではありません。医師の診察や栄養管理士による指導もしていません。

何もないし、何もしない。

これがファスティングホテル「海の杜」の最大の特徴です。

断食施設をオープンする際は利用者のためのアクティビティや健康相談などもいろいろと考えていました。しかし、長年断食施設を利用している人のアドバイスにより、それらを一切なくしました。私自身、その理由にとても納得できたからです。

「ヨガ教室などがあると、それをしなければいけないという感じになってしまう。またその時間に合わせなければいけないし……。ここには断食をしにくるだけで、基本何もしたくない。何もしないためにわざわざ来ているのですよ」

街に出ればコンビニがあり、情報はインターネットで簡単に入手できてしまう時代。逆に何もしないということは結構難しく、それを求める人が多いのではないか——。何もしなくてもよいという非日常空間をつくろう！

そのため、宿泊客主体の環境づくりを目指しました。ヨガやストレッチをしたい人はネットを見ながらできるスペースを、ウォーキングや散歩コースも聞かれればアドバイスするといったように……。

スーパーフードであるモリンガを使った断食メニューを提供し、泉質の優れた温泉につかっていただく。そして海にも森林にも歩いていける立地こそが、この施設の最大の売りだということに気づかされました。

私は21年間断食施設スタッフとして、延べ10万人以上の断食体験者を間近で見てきました。断食をする理由は体質改善、病気治癒、免疫力向上、ダイエット、脳内活性、内臓休息など、個人個人さまざまです。しかし、どんな目的でも共通なのは断食はどんな人でもでき、そしてその人に合った効果が現れるという点。空腹感に耐えなければいけないという先入観はあるでしょうが、正しい断食を行えば、断食ハイの爽快感が得られ、断食を定期的に行いたくなるはずです。

本書は『モリンガ断食』というタイトルですが、私が長年断食施設で学んだ断食全般を書いたものです。断食施設に訪れた人たちとの交流の中で教えていただいたこと、気づかされたこと、発見したことに加え、私自身がさまざまな断食を行って得た知識を思いのまま記しました。

断食初心者の読者には断食の効用や失敗しない方法を、断食経験者には海外の断食事情や最新研究、そして私が考案したモリンガ断食のレシピなどを紹介しています。モリンガは「奇跡の木」といわれるほど栄養素が多く、断食に適したものです。健康的な断食を行うためにぜひ試していただきたいと思っています。

とはいっても、断食は経験しないとわかりません。断食を行うと、自身の内臓の声が聞けます。そして、さまざまな気づきが得られます。

本書がその一助になることを期待します。

ファスティングホテル「海の杜」　吉田益也

スーパーフーズ モリンガ断食　CONTENTS

Chapter 2
Fasting
practices

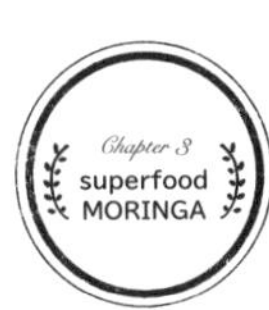

Chapter 4
Fasting experience

【参考文献】

『栄養学の研究者が臨床試験データで解説する「モリンガの実力」』（ダイヤモンド社）
Vie decouvertes prodaction/arte france
Valter D.L., Mark P.M. (2015), Fasting: Molecular Mechanisms and Clinical Applications. Cell Metab., 19(2):181-192.
https://www.ncbi.nlm.nih.gov/pmc/articles/PMC3946160/
https://bake-openlab.com/3227

協力　ファスティングホテル「海の杜」
編集協力　いくしままき
装丁・本文デザイン　若松隆
図版・イラスト　佐野蕗
DTP　キャップス

prologue

私が21年間断食施設に勤務して学んだ断食のすごさ

ひょんなことから断食施設のスタッフに

私は29歳の春、結婚と同時に縁もゆかりもない静岡県伊東市にある断食施設のスタッフになりました。

私は大学3年の就職活動をする中で、将来の人生設計として「人助け」をキーワードに掲げ（かか）ました。仕事を通じて人助けができるのであれば、どんな報酬よりもどんな待遇よりも、やりがいがあるのではないかと考えたからです。しかし、人助けといっても、いまさら医師にはなれませんし、救急隊員や消防士になる知識や体力にも自信がありません。

そこで思いついたのが製薬会社（新薬メーカー）に就職し、不治の病（やまい）の治療薬を世の中に提供して、命の恩人の一員になると心に決めました。儲けを度外視で新薬を手掛ける会社、オーファンドラック（希少疾病用医薬品）を提供している会社を第一候補として探し、私の白羽の矢が立ったのが、当時、東京都世田谷区にあった某製薬会社でした。

当時の日本はバブル景気に沸いており、売り手市場のおかげもあって内定通知が届きました。こうして22歳の春、製薬会社に入社し、営業部員（ＭＲ）として東京で働くことになったのです。しかし、命の恩人となるべく血気盛んに挑んだものの、すぐさま理想と現実の狭間で苦しむことになりました。

「きれいごともよいが、それより業績アップ」

「命の恩人になるよりノルマ達成」

理想とのギャップを感じながらも、数字をあげることが人助けにつながるといったやりがいを信じて毎日を過ごしていましたが、突然の転勤を命ぜられました。前年度より業績は上げていましたし、営業成績も悪くはなかったはずなのに、上司から気に入られていなかったのでしょう。私は納得いかずに辞表を提出しました。

今度は転職活動です。でも、すぐに外資系の医薬品メーカーから声がかかりました。そこは上場している大企業で、「営業部の席を一つ空(あ)けておくから」といわれ、形式上の面接を受けるように申し渡されました。

実はこの時の私は結婚を控えており、そんな中での転職活動でしたので、安堵したのを覚えています。

なにはともあれ、転職先も決まり、お世話になった医師や薬局長、看護師長に挨拶まわりへ向かいました。その中に東京の某クリニックの院長がいたのです。

私「今まで大変お世話になりました」

院長「この後どうするの?」

私「まだ何も決まっていないのですが、どこか製薬会社で募集していませんかね」(社交辞令的な感じで)

院長「それならうちに来ないか」

私「うちってどこですか?」

院長「静岡県伊東市に断食施設があるんだけど、そこに来ないか?」

私「ありがとうございます。考えておきます」

お互いに完全な社交辞令のやりとりでした。

結婚式を1週間後に控えた大手外資系企業の面接の日、公私ともに新たな門出となる時期でしたが、なぜか気分は曇っていました。マリッジブルーかとも思いましたが、そうではありません。この時期になって、院長の「それならうちに来い！」という言葉が気になっていたのでした。

当時はバブル景気がはじけ、就職難となっていた日本経済。そんな中でも快く受け入れてくれた外資企業には恩義を感じていました。本当にありがたかったです。

しかし、次第に雲がかかったような嫌な気持ちが芽生え、家を出る時には完全にふさぎこみ、足取りは重くなっていました。

「このまま大手外資系企業に就職して、自分の人生振り返った時に伊東へ行かなかったことをおそらく後悔するだろうな」

人生の最後に、棺桶に片足突っ込んだ時に、院長の誘いを断ったことを悔やむのは明白でした。そう思いながらも面接のために家を出ましたが、最初の信号機が赤だったのです。その「赤の止まれ」が自分の人生を暗示しているようで、赤信号の待ち時間を利用して大手外資系企業にお断りの電話を入れました。

先方からは「何を考えているんだ！」とかなり怒られたものの、私の心はその日の天気のように清々しく晴れやかな気分になりました。

結婚式の翌日に静岡県伊東市に引っ越しをし、その日から東京の若手営業マンが右も左もわからない伊豆の山奥の断食施設スタッフになったのです。29歳の春のことです。

それから21年間、断食施設で断食する人たちをずっと見てきました。

知る人ぞ知る場所から予約が取れないほどのブームに

私が勤め始めたころの断食施設はこじんまりと経営しており、20室ほどの客室に、スタッフも少人数でした。

当時はまだ断食をする人は少なく、ポツリポツリという客足で、病気療養や体調不良の人など切羽詰まった人ばかりでした。病院から見放されている人、西洋医学を信じていない人などです。

それが徐々にクチコミで広がっていきました。やはり断食のよさがあったのでしょう。みなさんが何かしらの気づきを得て、それを確かめるためにリピートする。そしてまわりの人を引き連れてきました。宣伝はまったくしていないのに、人が人を連れてくるのです。

入社した年のある日のこと、上智大学名誉教授で評論家である渡部昇一先生が断食施設に訪れました。そして断食メニューを体験し、「素晴らしい」と先生の著書の中で紹介してくださいました。すると、石原慎太郎元都知事をはじめ、ビジネス界のトップの人たちや政治家などのＶＩＰが続々と施設に訪れました。

断食やファスティングというと、今では女性客がメインのイメージですが、当時は男性客も女性客と同じぐらい訪れるようになりました。

その後、女性誌で断食の特集が組まれると、編集者やライター、美容関係者などがこぞって来訪。こうなると、断食ブームの到来です。ほぼ毎日が満室。予約も1年待ちの状況となってしまいました。

断食施設のメニュー

私が勤めていた断食施設は温泉浴などで健康を増進する保養所（サナトリウム）

で、野菜と果物を使ったジュースで断食を行い、具なしの味噌汁としょうが湯を決まった時間に飲みます。そして玄米食を補食として提供していました。

1日のメニューは以下の通りです。

8時　野菜ジュース　コップ3杯（540～600cc）
10時　味噌汁（具なし）お碗1杯（150cc）
12時　野菜ジュース　コップ3杯
15時　しょうが湯（黒糖入り）コップ1杯（100～150cc）
17時45分　野菜ジュース　コップ3杯

このように、4～5時間おきに野菜ジュースを飲み、その他に味噌汁やしょうが湯を飲用するのみで、他には何も食することなく、胃腸を休めて、日中は散歩や観光地巡り、温泉浴など自由に過ごす断食メニューです。

野菜ジュースの断食は水断食とは違い、アシドーシス（血液が酸性に傾くこと）による、吐き気・疲労感・頭痛の症状があまり出ません。しかも、胃腸などの内臓を休ませる効果が期待できます。

野菜ジュースの中には、水分はもちろん、ビタミン、ミネラル、酵素、少量の糖質などがあり、タンパク質、脂肪、炭水化物を摂らずとも、生命に必要な物質が含まれているのです。

野菜ジュースの断食を行うと、個人差はありますが、だいたいみなさん3日目くらいから断食の反応（好転反応）が出ます。口の中がネバネバしたり、汗がべとつき、風邪でもないのに痰が出てきたりします。目ヤニが出たり尿の色が濃くなったり、明らかに断食の反応で体内の老廃物が排泄されていくのが自覚できます。その他にも、頭痛や下痢・吐き気の症状、口内炎や皮膚の湿疹、倦怠感と眠気、宿便が出たり舌が茶色や黄色になる舌苔が出てきたりします。このような症状は断食の排泄反応であり、好転反応なのです。

老廃物が体から出ていくのが、だいたい3日あたりからで、好転反応の期間は疾患が悪化するケースが多いです。アトピー性皮膚炎や片頭痛が悪化したり、関節炎の患者であれば関節が痛み出す場合もあります。しかし、これは一時的なもので普通3日目以降は治まります。老廃物が排泄されるにつれて、体がだんだん軽くなり、顔色はよくなり、気分は晴れ、リュウマチ患者は痛みが薄れていることに気づきます。

断食はつらくて動けなくなるのでは、と思う人もいるでしょうが、先に書いたように野菜ジュースには十分な栄養素が含まれており、「動けなくなるほどつらい」ということはありません。毎日ゴルフに行ったり、マラソンランナーがトレーニングしたりと普段の生活と同じように動くことができるのです。

断食を始めると3日目くらいまでは空腹感があります。テレビでグルメ番組を見たり、飲食店の前を通ると「食べたい」感情が出てきますが、食べ物を見れない環境ならば大丈夫、誰でも我慢ができる空腹感です。

3日目を過ぎたあたりから、空腹感はほとんど感じなくなってきます。逆に、体が軽くなったような気になり、五感が研ぎ澄まされ、自然のありがたさを悟り、「朝日がきれい」「緑が眩しい」など日常の何でもないことに幸福感を得られるようになります。「生きてることに喜びを感じる、生きていることに感謝」なんていう人もいるくらいです。これは断食により、幸福感をもたらすセロトニンの量が増したための作用と考えられます。

こうした断食を7日間続けたら、8日目からは補食期間に入ります。補食とは回復食のことです。

玄米の重湯（おもゆ）・味噌汁（具なし）・大根おろし・梅干し、この食事を2回、9日目には、玄米のおかゆ・漬物・味噌汁・大根おろし・豆腐・葉物・納豆。この食事も2回、といったように少しずつ固形物にしていきます。そして10日目に、玄米ご飯・漬物・味噌汁・納豆・大根おろし・豆腐・葉物・干物を食べて、断食終了です。

重湯、おかゆ、玄米食（正食）と柔らかい食事から硬い食事へと、2～3日かけて段階的に摂っていくことで、胃と腸の消化機能を徐々に回復させていきます。

この補食期間で不用意に食べ過ぎてしまうと、せっかくの断食効果も台なしになるどころか、逆に体調を崩したり、リバウンドしてしまったりするので注意が必要です。今までの苦労を水の泡にしないためにも、よく噛んで腹八分目を意識して、体を徐々に食べ物に慣らすようにすれば、断食は成功します。

小学生も90歳を過ぎた高齢の方でも成功しています。

ある程度の栄養を摂りながらの断食は安全で簡単に健康を取り戻すことができ

ます。

そんな素敵な断食のお手伝いに携わってきましたが、中には冗談で「東京から来たお客さんを伊豆の山奥に監禁して、飯も食わせず金だけ取って帰す」と評する人もいました。確かに、人間には断食させておいて、施設で飼っている鳥やリス、メダカには毎日エサを与えていました。しかし、断食で多くの人を健康にして幸せにする「人助け」の仕事に、私は生きがいを感じていました。

断食施設に訪れる人々

断食施設にはさまざまな人が訪れます。慢性疾患を治す人もいれば、高血圧・糖尿病の予防や体調管理のために訪れる人もいます。

ある日、20代の若い外科医がやってきました。

「2泊3日の断食で、その効果を試してみたい」

2泊3日では断食の効果を望むのは難しいかもしれないと告げると、

「断食や食事療法などというものは、学校でも医療現場でも習ったことはないから実際に経験したい」

と話しました。世の中は断食がブームになっており、雑誌の特集記事の中には「断食でガンが治る!」といったきわどい内容のものも散見されていました。

このような風潮に医師としては看過できなかったのでしょう。ガンが見つかったら切るのが外科医、取れるガンはすべて取り、その後、見えないくらいの小さなガンは抗ガン剤と放射線治療で治す。それがこの若い外科医だけでなく、医学の常識でもありました。

ただ、その若い外科医には断食を自身で確かめたい出来事があったのです。

ある時に一人のガン患者が手術を断ったそうです。もちろん抗ガン剤も放射線治療も拒否。そして「食事療法をします」と告げて、若い外科医の前から去っていきました。

それから1年後、そのガン患者が若い外科医のもとに帰ってきました。そして検査を行ったところ、1年前にあったはずのガンはきれいになくなっていました。再検査をしても、どこを見てもどんなに探してもガンは見つかりませんでした。きれいに完治していたのです。

若い外科医は信じられませんでしたが、ガンが消えているのは事実です。しかも、医大の授業で習った治療法以外で。その患者にこの1年間、何をしたのか問うと、「断食をはじめとした食事療法」と答えました。

そこで若い外科医は百聞は一見に如かずと、断食施設に訪れたのでした。そして断食をしている人の数を見て驚いていました。

2泊3日の断食メニューを経験し、手術以外の選択肢が存在することを知り、そしてその選択肢が間違いだとはいえないことも実感して帰宅されました。

お帰りの際、私は若い外科医に聞いてみました。

「もし自分がガンになったらどうしますか？」

若い外科医は笑いながら答えました。

「ガンになっても切らないかな。でも胃ガンだったら切ります。そうすれば嫌でも断食することになるから」

なるほど、強制的に断食させる方法であることは間違いありません（笑）。

この若い外科医は珍しい例ではなく、意外にも多くの医師が断食施設にやってきます。医師という職業は日中の激務に加え、当直や夜の接待も多いなど、生活リズムは不規則です。また、カップラーメンやコンビニ弁当の早食いも当たり前で、食生活は乱れています。

まさに〝医者の不養生〟。そのためか、多くの医師が少ない休みを利用して断食施設へやってきました。そして断食施設で体験したことや教わったことを医療現場で活用されている医師も少なくありません。

ダイエットが必要な患者さんに対して、断食経験を生かしてアドバイスをしたり、薬に頼らず自分の体を自分でコントロールすることを説いていくそうです。するとのちに、その患者さんがすっかり痩せて診察室に入ってきます。医師は驚いて、患者さんに「どうやって痩せたのですか？」と聞くと、患者さんは「先生が教えてくれた通りにやったら痩せました」と返したそうです。

こうなると、医師は新たな断食の知識や方法を仕入れなければいけません。仕方がなく断食施設に足を運ぶことになります。

その他にも、とある食べ放題レストランチェーン店のオーナーさんも常連客でした。お客様にはお腹一杯食べさせて、自分は断食なんて矛盾だと思われる人もいるでしょう。確かにオーナーさんもそのことを気にしているらしく、施設内では自分の職業をなかなか明かそうとはしませんでした。

「海の杜」オープン。伊豆を断食の町に

私の年齢も50歳になり、年号が令和となった時に、「自分で断食施設を作りたい」という衝動にかられ、根拠のない自信だけで独立することにしました。

2019年のことです。断食のブームも一巡し、断食が当たり前のように人々の生活スタイルに取り込まれるようになっていました。その間、いろいろな人から、断食施設の運営を手伝ってくれないかというお誘いを受けました。ありがたいことですが、私はこの断食施設に生涯を捧げたいと思っていましたし、宿泊客などご縁ができた人たちの健康を見届けたいと思っていました。

そうやってお誘いをお断りしていましたが、ある人から「九州で断食施設を立ち上げたいので来てくれないか」という声がありました。私も妻も九州出身だったため、心が少し揺れてしまったのです。ゆくゆくは実家に帰りたいという妻の希望もあり、声をかけてくれた人に連絡を入れると、「ぜひ、やりましょう」とトントン拍子に話が進んでいきました。

熟考しましたが、体が健康に動けるにはこれが最後のチャンスかもしれないと

思い、最終的にはチャレンジすることに決めたのです。そしてお世話になった断食施設に退職願を提出しました。

　辞めて意気揚々と九州での断食施設に頭のシフトを変えた矢先のことです。予定していた場所では客室が少ないため、ビジネスにはならないという報告を受けました。辞めた直後にまさかの展開です。そこで、断食施設に相応(ふさわ)しい物件探しからのスタートとなりました。

　断食施設を食の誘惑が多い街中に建てるわけにはいきません。喧騒(けんそう)から離れたところが理想的です。さらに自然が豊かなところ。断食は心身ともにリフレッシュすることが目的ですから、それに相応しい環境が必要です。冬は寒すぎてもダメ、電車でも行きにくく、不便な場所、車でしか行けないようなところも難しい。いろいろな条件が求められます。

　軽井沢、山中湖、房総半島、熱海、伊豆……、さまざまなところの物件を探しました。しかし、建物の大きさや周辺環境、さらに費用面など、なかなか条件に合うものは見つかりません。それこそさまざまな地域の何百もの物件資料を見ては、直接現地に出向き、確認作業を行いました。

半年近く探し、私の中で諦めムードが出ていたある日のことです。私の実父が亡くなりました。父親は以前より病床に伏しており、長くはないといわれて覚悟していたのですが、その父親の葬儀の翌日に私の携帯電話が鳴りました。

「よい物件が見つかったので、見学してみませんか？」

物件探しを依頼していた不動産会社のひとつからです。

「伊豆高原に物件がポッと出たのです」

遠く九州にいる私に、「何かの知らせなのかな」と考えさせられるほど急な話でした。父親が物件探しを手伝ってくれたのかと感じました。

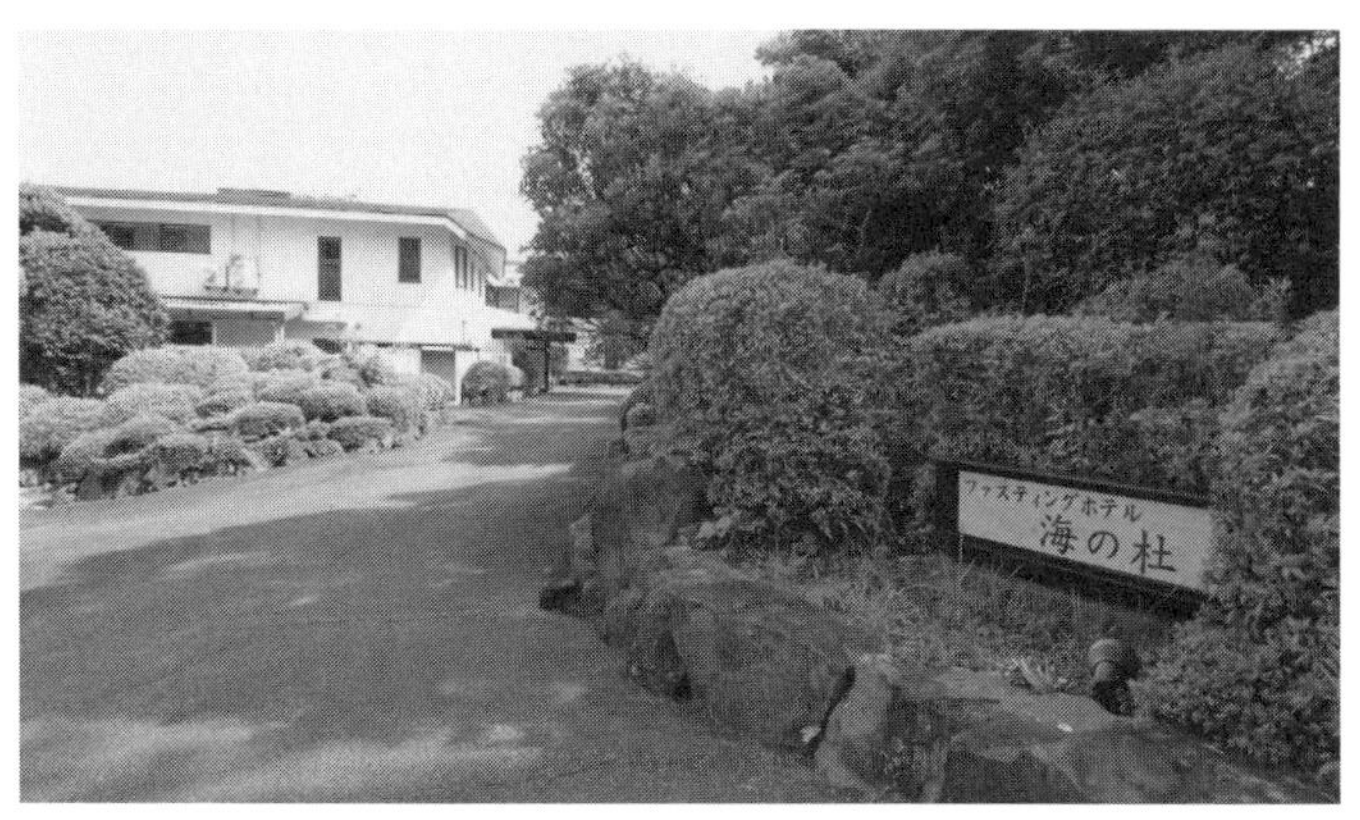

静岡県伊東市にあるファスティングホテル「海の杜」。最寄り駅は伊豆高原駅。

実際に見学すると、自然が多く、海も山も歩いて行ける。また交通の便も東京から程よく近い。理想の環境でした。建物には温泉もあり、客室も十分とれます。もうここに賭けるしかないと思いました。

その建物は企業の保養所として使用されており、なかなかきれいでしたが、私の頭の中で断食施設としてイメージするとあれやこれやと修復やリフォームしたいという希望が湧いてきます。これまで断食を通して出会った人たちの顔が浮かび、その方々の期待に応えたい、みんながまた来たいと思ってくれる場所にしたいと。気づくと貯蓄をすべてつぎ込み、さらなおかつ借金をして改装しました。

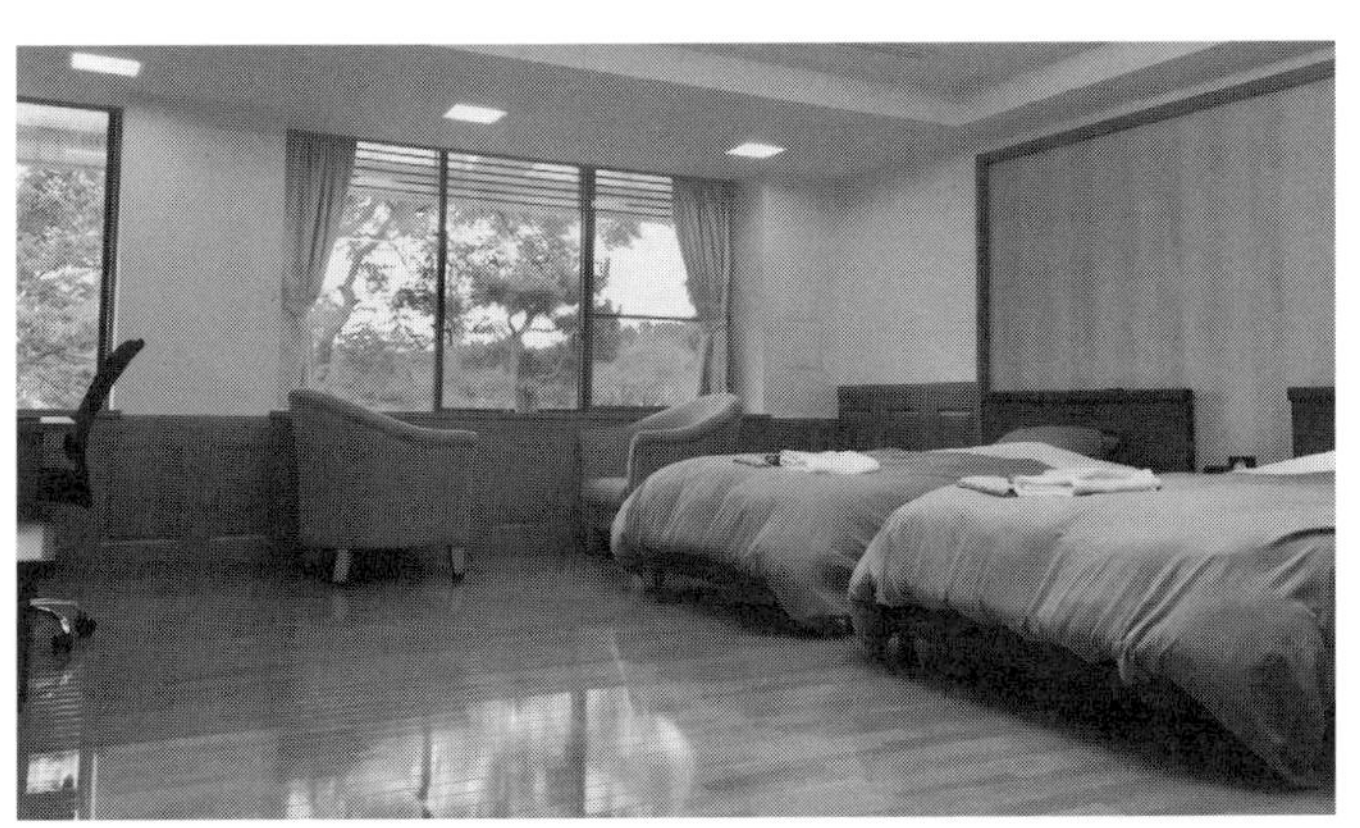

「海の杜」のスイートルームの客室。その他にツインルーム、和室の計11室ある。

に世の中がリモートワークになったため、急遽各部屋にＷｉｆｉ環境を整えるなど、設備投資がかさみました。

なにはともあれ、２０２０年８月、ファスティングホテル「海の杜」はようやくオープンしました。本当は５月にオープンする予定でしたが、新型コロナウイルスの緊急事態宣言により７月に延び、さらに１カ月ほど再延長してのオープンでした。

そうはいっても、まだ新型コロナウイルスは収束しておらず、どん底からのスタートです。オープン当初は時節柄予約もまばらでしたが、これまでのごひいきにしてくださった方々、またｇｏｔｏキャンペーンもあって少しずつ予約も増えてきました。しかし、またここで新型コロナ第３波で振り出しに戻ることに。

私の21年前と同様に順風満帆の人生を歩む予定が、自ら波乱万丈の人生にしてしまったのかもと落ち込むこともありました。もしかしたらこの時期に一番やってはいけない飲食業と観光業をオープンさせたのではないだろうか……。

しかし、コロナ禍だからこそ、免疫力アップの断食は必要なのだと、逆になにくそとモチベーションになっています。コロナウイルス時代、免疫力を高め、自分を健康体にするためにお役立ちできるからです。私なりの今後の世の中への挑戦でもあるのです。本当の意味での健康を取り戻しましょうと警鐘を鳴らせます。「海の杜」に多くの人がきて、健康になって帰っていく。そのことは夢ではなく、私の使命だと思っています。

私の夢は「海の杜」がある伊豆を〝断食の街〟にすることです。伊豆には多くの断食施設があります。この地に来て、さまざまな断食施設をみなさんがはしごしていく。「香川のうどん県」ではありませんが、「断食といえば伊豆」とみなさんが認識するぐらい、伊豆も断食も広まっていければよいと考えています。

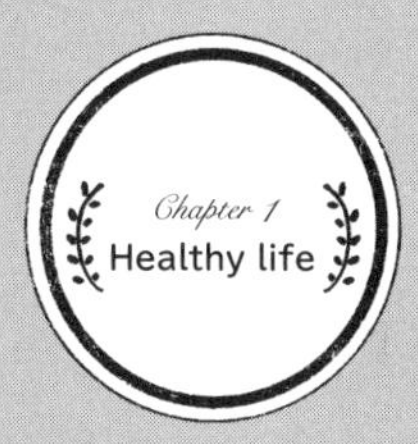

若々しく健康になる
断食のすすめ

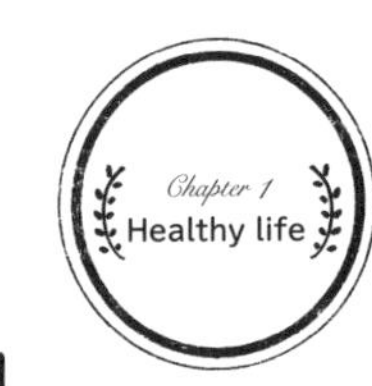

昔から断食が健康法だった!?
過食すぎる現代人

日本人は健康的な食生活を送っているのか？

世界では和食は健康的という評価を得ています。しかし、日本人は健康的な食生活を送っているのでしょうか？

私たちの生活を改めて見渡すと、さまざまな食に関する情報に囲まれて生活していることに気づかされます。テレビ番組ではおいしい飲食店から、コンビニスイーツ、話題の外食産業などが毎日のように紹介され、テレビCMでも食に関するものが多く見受けられます。インターネットでも飲食店紹介サイトやレシピ紹介サイトが人気です。また、外出しても街には飲食店の看板があふれ、観光も名産などの食べ物で観光客をひきつけています。

まさに「生きることは食べること」と思わされるような、「飽食（ほうしょく）ニッポン」状態です。

それは食品ロス問題にも表されます。農林水産省と消費者庁の発表によれば、日本では平成29年度では年間2550万トンの食品廃棄物等が出されているとのこと。このうち、まだ食べられるのに廃棄される食品、いわゆる「食品ロス」は612万トンにものぼります。

日本人の食生活の中身についても警鐘が鳴ります。先進国の中でも特に日本人は、普通に食べていても食べ過ぎのカロリーオーバーになっており、しかもカロリーオーバーなのに栄養は足りていない「隠れ栄養失調」にかかっているといわれています。

糖尿病、脳卒中、心臓病、脂質異常症、高血圧、肥満などの「生活習慣病」が増加しています。肉を中心とした西洋の食文化の影響と思われがちですが、実はすべての元凶は、食べ過ぎにあるのです。

この食べ過ぎというのは、古くから病気になる原因と考えられてきました。

古今東西のことわざで見る断食

6000年前に建てられたピラミッドの碑文に、

「我々は食べる量の4分の1で生き、4分の3は医師のために食べる」と刻まれているそうです。少食こそ健康の源であり、食べ過ぎは医師を儲けさせるだけ、という意味です。6000年前のエジプトが現代のように飽食の時代だとは思えませんが、ピラミッドにそのようなことが刻まれているのですから、現代に当てはめれば、なおさらでしょう。明らかに、毎日食べている量の4分の1で健康的に生活できるのですから。

日本にも、「腹八分目に医者いらず」ということわざがあります。割合は違えども、いつの時代も世界のどこでも、食べ過ぎが病気の根源だとわかります。

フランスには、「断食はメスを使わない手術である」、ドイツでは、「断食で治らない病気は、医者でも治せない」ということわざがあり、西洋医学中心のヨーロッパにおいて断食という言葉が出てくるのは驚きです。

しかし、意外に思われるかもしれませんが、欧州は断食先進国なのです。その証拠に日本では断食や食事療法は保険適用外ですが、ドイツでは断食が治療のひとつとして国が認めています。

さらにアメリカのことわざには、「すべての薬で一番よいのは、休息と断食である」があります。アメリカ人の体型をイメージすると、確かに断食をおすすめしたい人はたくさんいるような気がしますが、アメリカは近年、国民の健康意識が日本より高い傾向があります、アメリカ政府が国民の意識改革に取り組んできた結果が出てきた証でしょう。もともと東洋医学であった日本も、もう一度、江戸時代の医者、貝原益軒（江戸時代の本草学者、儒学者。1709年［宝永6年］に日本の生物学、農学を記した『大和本草』を発行、1712年［正徳2年］には養生（健康、健康法）についての指南書である『養生訓』を記した）が残した「腹八分目」という言葉を思い出してみるべきではないでしょうか。

とびきりの少食者が、結局は最も食べる者となる

聖書にはキリストの言葉として、「病気は祈りと断食で治しなさい」と書かれています。

それを裏付ける、アメリカの研究を紹介しましょう。

たくさんの人に祈ってもらったガン患者と、そうでないガン患者を比較したところ、前者のガン患者のほうが治癒率が高かったそうです。ちなみに、患者は自

分が祈ってもらっていることは知らないので、プラセボ効果というわけではありません。祈りも治療のひとつなのですね。

このように祈りも治療のひとつになりえます。ただ、私は現代医学を否定しているわけではありません。化学的治療・投薬治療や手術、放射線治療なども必要だと思っています。製薬会社に勤めていたこともあり、薬の素晴らしさも知っています。製薬会社の長年の努力のおかげで、世界中のたくさんの人が命を救われ、健康的で幸せな生活が送れているのも事実です。西洋医学的な治療も必要だと常々考えています。

ただ、イギリスのことわざに、「とびきりの少食者が、結局は最も食べる者となる」とあるように、少食の人が長生きして結果としてたくさん食べることになるというほど、現代人は過食だと思うのです。

断食が昔から世界中で認められていることはおわかりいただけたと思いますが、なぜ断食が万病に効くのか、どのような効果があるのかを本章で説明していきます。

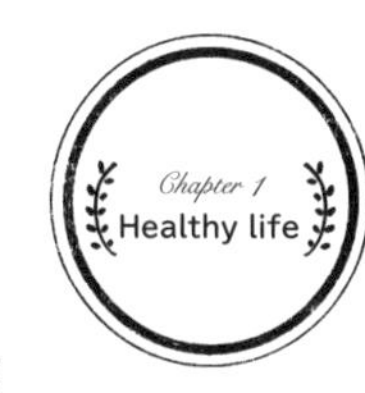

生活習慣病は昔はなかった？
食べ過ぎが病気の原因

生活習慣病と食生活の関係性

現代人のほとんどが、毎日の食生活に満腹感を得ているはずです。最近はグルメといわれる人がもてはやされる時代ですが、同時に「メタボリックシンドローム」や「生活習慣病」などという言葉も生まれています。

このことは現代病のほとんどが食生活と密接に結びついている証であり、かつ食べ過ぎがその大きな要因であると言っても過言ではありません。

そこで、食べ過ぎが原因の主な病気を紹介しましょう。

高血圧

食べ過ぎると、血中のコレステロール値が上昇します。コレステロールが高い血液はドロドロの血液になり、血液循環が悪くなってしまいます。そこで無理矢理、血液を体の隅々まで流そうとすると、血圧を上げるしかなくなり、高血圧になります。

糖尿病

糖尿病になる原因はいろいろ考えられますが、肥満の人でも糖尿病になる人とならない人がいます。発症の原因はさまざまな要因が重なって起こり、遺伝的背景に加えて、運動不足や美食による肥満が糖尿病に結びつくと考えられています。医療現場では、遺伝、年齢、肥満、生活習慣（運動不足）を糖尿病の原因としてあげています。

高尿酸血症

いわゆる、痛風(つうふう)です。痛風は「贅沢病(ぜいたくびょう)」ともいわれ、食生活の乱れなどが直接の原因です。過食や運動不足などによって肥満をきたすと、血中尿酸値の上昇に拍車をかけます。また、アルコールの多飲や間食も高尿酸血症のリスクとして知られています。

動脈硬化症

動脈硬化の2大原因は、「高脂血症」と「高血圧」です。食べ過ぎや飲み過ぎによるエネルギー摂取の増加とコレステロールや動物性脂肪の多い食生活により、血液中の脂質が多くなり動脈硬化症を発症します。

脳卒中

「脳梗塞」「脳出血」「くも膜下出血」をまとめて脳卒中といいます。脳卒中の原因は、動脈硬化症がほとんどです。動脈硬化でできた血栓が脳血管に詰まったのが脳梗塞、詰まった血管が破裂すると脳出血・くも膜下出血になります。先に述べたように動脈硬化症は食べ過ぎが原因のため、脳卒中も元をたどれば食べ過ぎによる病気といえます。

虚血性心疾患

虚血性心疾患をわかりやすくいえば、狭心症と心筋梗塞(しんきんこうそく)です。虚血性心疾患の原因も動脈硬化症です。血栓が心臓にできたものが心筋梗塞です。

過食による病気は他にもたくさんあり、書き出すとキリがありません、現代病のほとんどが生活習慣病で、生活習慣病の原因は食べ過ぎによるものです。食べ過ぎ＝病気の原因と考えてもよいのです。

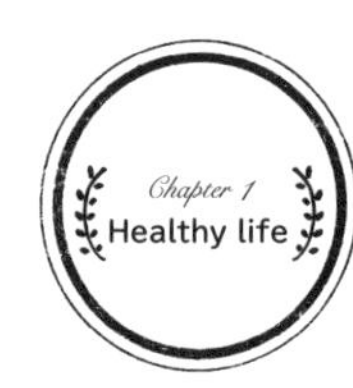

食べることは悪にもなり得る
断食＝食べない効果とは？

胃腸を休め、正常な働きを取り戻す

病気で寝込んでいる時には、「食べないと治らない」などといわれますが、これは食べ物が少なかった昔の話です。栄養不足によって病気になっていた時代には食べたほうが栄養がつき、病気は早く治ったからです。

しかし、現代人の病気は、特に生活習慣病の多くは食べ過ぎが原因です。どんな病気かにもよりますが、現代では食事を控えることによって、病気を予防する効果も期待できるのです。

特に食べ過ぎの傾向にある現代人の胃や腸などの消化器は、常にオーバーワークを強いられていて、過労死寸前の状態といえます。胃腸の消化能力が低下していると、消化不良を起こし、せっかくの栄養が中性脂肪といった悪い形で蓄えられやすくなります。

そのため、断食をすることで胃腸を休ませる必要があります。常に何かしらの食べ物が送り込まれてきた胃腸を休ませることで、本来の働きを取り戻し、消化能力、吸収力などを高めることができます。同時に、代謝(たいしゃ)や排泄(はいせつ)力が向上し、ダイエットにもつながります。

胃腸本来の消化能力が落ちると、食べ物を直腸・肛門へと運ぶ腸のぜん動運動がマヒすることがあり、便通が悪くなります。

断食によって消化能力が改善することで便通もよくなるほか、空腹になると、モチリンという腸のぜん動運動を促す働きのある酵素が出て、ぜん動運動が活発になり便秘も改善され、デトックス効果が高まります。

美肌効果と免疫力アップ

便秘は肌にも悪影響をもたらします。肉類を多く食べて便秘になると、肉が腸の中で腐り、腐敗ガスによって腸の壁が荒らされます。すると腸の壁から本来は吸収されないような老廃物も吸収され、皮膚に吹き出物ができたり、炎症が起こってしまいます。

体から出る老廃物の8～9割は便から出ますが、便がしっかり出ないと皮膚から出る老廃物の量が増えるため、吹き出物などになります。したがって、便秘が解消されれば、吹き出物や肌荒れは改善されるなど、美肌の効果もあるのです。

さらに胃腸を休めることで、免疫力アップにつながります。免疫力には、白血球の一種であるリンパ球が増えることが必須ですが、このリンパ球の70～90％は小腸に存在するといわれています。そのため、腸内環境が悪いとリンパ球が常に刺激を受けている状態になってしまいます。断食によって腸内環境を改善させれば、リンパ球の働きもよくなり、免疫力アップにもつながります。

腸内環境は精神状態にも影響を及ぼします。気分を落ち着かせるセロトニンというホルモンは腸内でつくられ、腸内環境が改善すれば気持ちにも変化が出てくると考えられています。

また断食すると消化のために血液が使われないため、脳の血流が高い状態をキープでき、普段より脳が活性化するといわれています。断食中は覚醒（かくせい）して仕事がはかどるという声をたくさん聞きます。この「幸福感」は一度、断食してみれば実感できるでしょう。

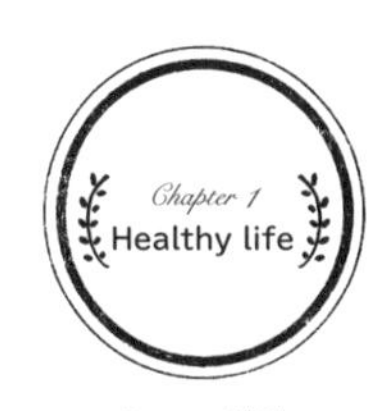

断食が体に及ぼすメカニズム①

細胞の活性化

細胞の老化を防ぎ、寿命を延ばす

一般的に健康的な食生活とは、「1日3食しっかり食べること」とされています。この教えからいうと、断食は相対的な健康法になりますが、前項で「食べない」ことが健康につながると説明しました。

そこでもっと詳細に断食のメカニズムを見ていきましょう。

もともと断食は、宗教行為として古来より行われてきました。しかし、その中で、断食がもたらす体への好影響に気づき、健康法や疾患の予防法として注目が集まってきました。

では、断食を行うと、体の中ではどのような変化が起こるのでしょうか。

簡単にいうと、「細胞の老化を遅らせて、寿命を延ばす」ことです。最近の研究から、断食は老化を遅らせ、さまざまな疾患を予防できることが明らかになってきています。

　私たちの体は約60兆個の細胞が集まってできていますが、これらの細胞は日々老化しているのです。老化の原因としては、細胞内のタンパク質やＤＮＡが酸化によるダメージを受ける、不要なタンパク質が蓄積するなどがあげられますが、断食は細胞を老化に導く原因を取り除く働きがあることがわかってきています。

　人間以外の生き物を使った研究で、断食によって老化を遅らせた結果、寿命が延びたという報告がされています。たとえば、実験でよく使われている、大腸菌や酵母菌といった細菌を、栄養をなくした断食と同じ環境で飼育したところ、通常の2～4倍も寿命が長くなったという研究報告があります。また、線虫やハエなども、断食によって寿命が延びることが報告されています。

　これらの生物は断食状態にすることによって、細胞内に変化が起こることがわかっています。たとえば、細胞を保護するタンパク質である「ヒートショックプロテイン」や、細胞を傷つける活性酸素を取り除く酵素である「スーパーオキシドジスムターゼ」などの量が増加するのです。これらによって細胞を老化から守る働きが強化され、寿命が延びたと考えられています。このことは人間でも同じ

断食で細胞を活性化させる

スーパーオキシドジスムターゼ

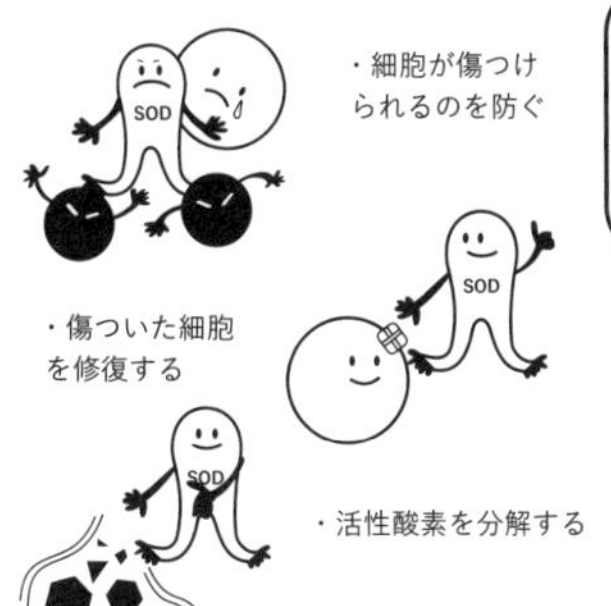

断食

ヒートショックプロテイン

ヒートショックプロテインによる分解促進

・他のタンパク質を邪魔しないように壊れたタンパク質を分解

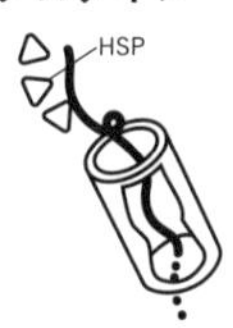

ヒートショックプロテインによる修復

・ヒートショックプロテインの働きによって正常なタンパク質に再生

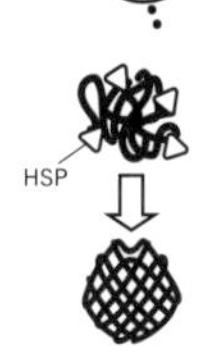

ように反応が起こると考えられますが、人を使った臨床実験がまだ行われていないので確かなことはいえません。

しかし、他にも断食が人間の細胞にもたらす影響がわかっています。

南カリフォルニア大学（USC）のヴァルター・ロンゴ教授率いる研究チームによると、「断食を3日間行えば古い免疫細胞が一掃され、新たな細胞が産生され始める」との研究結果が2014年に発表されました。そして断食によって免疫細胞が再生されることで心血管の状態が改善され、持久力が向上するほか、血圧の低下や炎症の改善といった利点がもたらされるとのことです。

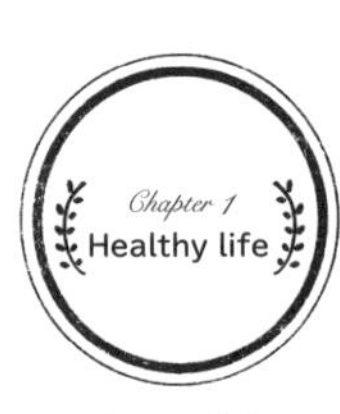

断食が体に及ぼすメカニズム②
代謝エネルギーの消費
体内の不要な不要な物質をつくり変える

断食を行うと、外から栄養を取り込めなくなります。そうなると、人間の体はすでに体の中にある物質を使ってエネルギーにつくり変える作業に入ります。

体の中にあるエネルギーに変える物質には大きく分けて3つあります。糖質、筋肉、そして脂肪です。外からエネルギーが取り込めない時、体はまず優先的に糖質を消費します。糖質はブドウ糖に変化して血液中を巡っているほか、肝臓の中に蓄えられています。

しかし、12時間~24時間ほど断食をすると、血液中のブドウ糖は20%ほど低下し、肝臓にあるブドウ糖も少なくなっていきます。この状況で引き起こるのが、「インスリン」の量の減少です。インスリンは血液中のブドウ糖の濃度が上がると分泌され、肝臓にブドウ糖を蓄えるように働きかけますが、断食中にはインスリンの出る幕がないため、その量が減るのです。

実はこのインスリンは、細胞の老化を抑えるタンパク質を働かせなくして、老化を促進する側面もあることが知られています。食べ物をとらなくなり、インスリンが減少すると、老化を抑えるタンパク質が働きやすくなり、細胞の老化を遅らせることができるのです。

断食で健康効果が得られるのは、食べ物をとらないことで代謝エネルギー源が脂肪からケトン体に切り替えられるためだとされています。通常の1日3食の生活では、私たちの体は常にエネルギー源として脂肪を吸収しています。そして、体はその脂肪が使い果たされた時、脂肪酸とケトン体をエネルギー源として使い始めるのです。

このケトン体はエネルギーを提供するだけではなく、健康状態の改善や加齢の進行に影響を及ぼす活動にも関連しているといわれています。

つまり、断食によって体内のエネルギー源の切り替えが行われ、健康効果をもたらしているのです。食事を続けている限りは体は脂肪に依存し、この切り替えを行うことはありません。

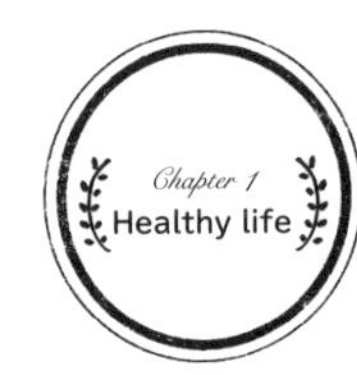

断食が体に及ぼすメカニズム③
オートファジー

不要なタンパク質を除去

断食により、栄養源を外から取り込めなくなると、体はあらゆる方法でそれを補おうとします。その1つが、2016年のノーベル生理学・医学賞を受賞した大隅良典先生の研究テーマであった「オートファジー」と呼ばれる方法です。オートファジーとは、細胞の中にすでにある不要なタンパク質を分解する現象です。

生物が生きていくためには、さまざまなタンパク質の働きが欠かせませんが、断食によってタンパク質をつくる材料（アミノ酸）が得られなくなると、必要なタンパク質を十分につくることができなくなります。そこで、すでにある優先順位の低い不要なタンパク質を分解してアミノ酸をつくり、そのアミノ酸を使って新たに優先順位の高い必要なタンパク質をつくるのです。

オートファジーの仕組み

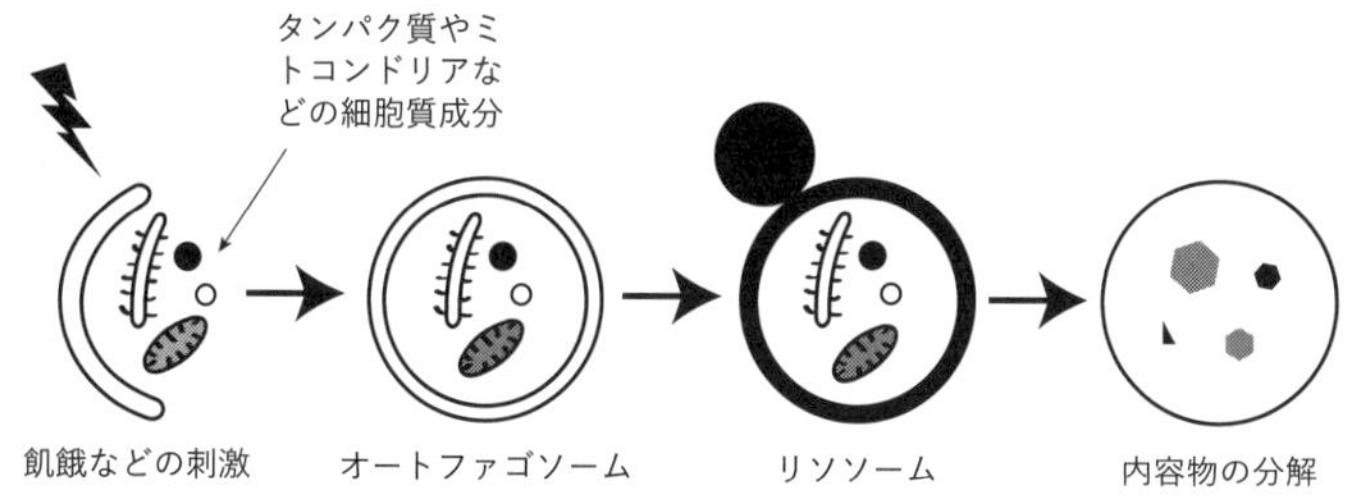

オートファジーにより、①老化を抑える、②細胞の浄化、③病原体を排除、④発ガンを抑える、⑤飢餓状態に対応などの効果がある

これは飢餓(きが)状態に陥(おちい)って背に腹は代えられないと考えた脳が出す、一時的な苦肉の策の指令です。しかし、オートファジーによって細胞の不要なタンパク質が除去されることになり、その結果病気の予防につながるのです。

アルツハイマー病の引き金となるのは、「アミロイドβ」と呼ばれる不要なタンパク質の蓄積といわれています。このように不要なタンパク質の蓄積は老化や疾患を引き起こすことがあるのです。

細胞内の環境が整備されることは、老化の予防につながります。このことも近年わかってきた、断食の効果といえます。

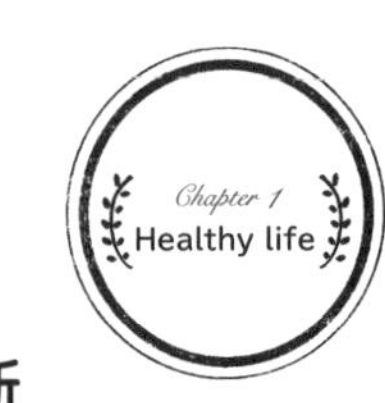

世界の断食最新研究

科学で証明されている断食の効果

断食は治療方法として活用されている

ドイツ、ロシア、フランス、アメリカでは断食療法を科学で解明するために、最新の研究が行われています。

しかし、日本では私の知る限りでは、断食療法の科学的研究は行われていません。それは断食療法の研究が進めば、おそらく薬を使うのと同じレベルの治療法として認められてしまうから。そうなると、現在ヘルスケア市場を独占している医薬品の売り上げが減ることになります。製薬業の抵抗は必至と推測されます。日本では断食療法の研究に資金を集めるのは困難でしょう。

しかし、欧米諸国では断食療法の研究が盛んに行われてきています。ここでは欧州の断食療法の実態と断食に関する最新の研究を紹介しましょう。

ています。

ドイツ

ドイツでは断食療法に60年の歴史があり、国民の10%〜15%が断食療法を受けているといいます。

ドイツの南部に位置するボーデン湖を臨むブヒンガー・ヴィルヘルミクリニックは国際的に評価が高い断食医療専門病院です。毎年2000人が10日から3週間の断食治療を受けているそうです。このクリニックの創設者オットー・ブヒンガーは若いころにリウマチ熱にかかり、1918年に車イスでの生活を宣告されました。しかし、2度の断食で劇的に回復したブヒンガーは治療法としての断食を探求して、クリニックを創設しました。

ブヒンガー・ヴィルヘルミクリニックの断食メニューの特徴は、スープかフルーツジュースを飲んで、ある程度のカロリーを摂取することで、アシドーシス（体が酸性側に傾くこと）を和らげ、最初の数日を乗り切りやすくしている点です。

ベルリンにある欧州最大の公立病院ベルリン大学附属シャリテ病院でも、断食療法の専門フロアを設けています。この病院では断食による体内のホルモン変化の研究を行っています。

代謝や精神状態に影響を及ぼすのに、アドレナリン、ドーパミン、セロトニンなどの体内ホルモンの増加が確認されています。セロトニンは幸福感をもたらすホルモンで、患者の精神状態の改善が認められました。さらに、痛みが和らぎ、インスリン受容体の感度が上がることもわかりました。現在もたくさんの人がこの断食療法を希望しています。

私も18年前にドイツを訪れた際、ミュンヘンの市民病院で断食療法が行われていたのを見学しました。そしてドイツでは社会保険制度で断食療法が受けられることに驚いたのを覚えています。

ロシア

ロシアでは60年ほど前に、モスクワ第一医科大学のユーリ・ニコラエフ医師により断食の研究が行われ、精神疾患患者の数千人を対象に断食治療をし、科学的な臨床試験を行ってきました。その内容は断食中と断食後の尿や血液検査に始まり、心理テスト、ホルモンの数値、脳波のデータなども分析しました。その結果は8000人の患者のうち、改善した患者は70％。そのうち47％は断食治療の6

年後も良好な状態を保ったと発表されています。

ニコラエフ医師が驚いたのは精神疾患以外にも、高血圧や関節炎、喘息（ぜんそく）、皮膚炎などの他の病気も改善された点です。旧ソ連では1973年に、その報告の検証プロジェクトを立ち上げました。その結果、断食が多くの病気に効果があると報告されました。

パブロフ生理学研究所のアレクセイ・ココソフ教授は、「断食によって起こるストレスによって、体の回復メカニズムや普段の生活習慣で眠っている自己調節力を目覚めさせる」と語っています。

喘息患者約1000人に断食療法をしてきたセルゲイ・オシニン教授は、40年間事故は一つもないと語ったうえで、断食による体全体と呼吸器の変化を研究した結果、炎症の原因であるヒスタミンを断食で不活性化できると断言しています。

ソ連の崩壊とともに医療制度も変わり、断食療法は保険適用外となり自費で受けることになりましたが、ロシアの中にあるブリヤート共和国では、今も断食療法が健康保険で受けることができます。

バイカル湖の近くのゴリアチンスク病院では、1995年以降、断食療法が行われています。絶食療法が医療の一部として認知されて、国の保険が適用されています。

フランス

フランスでは断食についてユニークな研究が行われています。フランス国立科学センターのイボン・ル・マオ教授が、南極に住む皇帝ペンギンのオスが冬の4カ月もの間、卵の上に座りメスを待って、エサを食べないことに着目して、ペンギンのタンパク質の量を調べることにしました。

通常、エサを食べないとエネルギー源がないため、体は体内の物質からエネルギー源を求めてタンパク質を消費します。そのタンパク質は主に筋肉から供給されますが、体内のタンパク質の50％を消費すると死に至ります。

しかし、ペンギンは長期間断食を行っています。本当に体内のタンパク質を消費するのでしょうか？

研究の結果、断食中のペンギンのエネルギー源は、タンパク質はわずか４％で、脂質が94％、残りの２％はブドウ糖をエネルギーとして使用していることがわかりました。ペンギンの体はタンパク質を維持するようにできていたのです。

まず、ペンギンは断食に入ると、体が蓄えているブドウ糖をエネルギーとして、24時間で使い果たします。その後、不要なタンパク質からブドウ糖を作り、エネルギーにしますが、48時間を過ぎたころから、タンパク質を節約して脂質を使ってケトン体にしてエネルギーとします。体の脂質の量にもよりますが、この局面は長期にわたります。

体内の脂質の80%を使い切ると、タンパク質を使わないわけにはいかなくなります。この状態までくると命にかかわります。しかし計算上、平均体重の人が脂質を80%使い切るのに40日間もかかるといわれています。ペンギンの実験結果は、他の動物実験でもほぼ同じ結果が出ています。

ベルリン大学附属病院のミッセルセン教授はインタビューで、「進化の歴史の中で、その種が生き残れるかは断食できる期間の長さによると考えられる。規則正しく食事をして冷蔵庫にたっぷり食べ物がある、今日の人間の暮らしは、人類の歴史の中でも稀なことです。断食をしないで常に食べ続けていれば、体が異常をきたすのは当然のことです。私たちの遺伝子は断食期間よりも、今の飽食のほうに対応できないのではないでしょうか。断食は体が記憶している、生きるための力を呼び覚まします」と語っています。

アメリカ

アメリカも断食研究の先進国です。

近年、アメリカの医学界では、空腹（断食）と健康に関する研究が盛んに進められています。そしてその結果、断食が体重や体脂肪の減少につながること、糖尿病、ガン、心血管疾患（心筋梗塞や狭心症など）、神経変性疾患（アルツハイマー型認知症やパーキンソン病など）などの予防に効果があることがわかってきました。

カリフォルニア大学のロンゴ准教授は「動物のエサを長期間減らすと、より健康に長く生きられる」というテーマに着目し、断食にはあらゆる毒素から体を守る可能性があると考え、研究を始めました。その内容は、毒素の中でも最も強いものの一つで、ガンをも殺す抗ガン剤を使用して、断食が抗ガン剤から体を守れるかを検証しました。

ガンを発症させたマウスを使って、通常にエサを与えたグループと48時間断食したグループに分けて、通常の3倍から5倍の抗ガン剤を投与して、重い副作用にマウスは耐えられるか、断食グループと通常グループと違いがあるかを調べたところ、断食グループは全部生き残り、通常グループはすべて死んでしまったというはっきりとした結果が出ました。

もう一度同じ実験をしても、他の研究施設で同じ研究を依頼しても、同様の結果となりました。断食したマウスのグループは断食によって抗ガン剤に耐える力が増したのです。断食はガンの化学療法での副作用を防ぐことが証明されたわけです。

しかし、ここで心配になるのが、ガン細胞に対しても抗ガン剤の作用がなくなってしまうのではないか、という点です。もし断食によってガン細胞も守ってしまえば、元も子もなくなる話になってしまいます。ガンへのダメージを最大化にして、他の正常な細胞へのダメージを最小化するのがベストです。

南カリフォルニア大学ノリス総合ガンセンターでは、断食がガン細胞に及ぼす影響を、遺伝子レベルで臨床試験を行いました。その結果、正常な細胞は断食することで機能を変化させ、守りの体制を作ることがわかりました。一方、ガン細胞の遺伝子は違う反応を示しました。ガン細胞の遺伝子は飢餓状態を経験したことがないため、守りの体制がとれなかったのです。

ロンゴ准教授はのちにこのように述べています。

「30億年の進化の中で、正常な細胞は守りの体制を学習してきました。栄養分があまり得られないといった変化が起きた場合、細胞はできる限り、体を守ろうとするのです。ガン細胞は遺伝子が突然変異してできるため、進化の記憶がなく、守りの体制がとれません。ガン細胞はブドウ糖が少ない環境を嫌います。このような成長に適さない環境では化学療法が効きやすくなるのです。実際に化学療法なしでも断食療法を行えば、ガン細胞が死ぬこともあれば、ガンを抑制することもできるかもしれません」

私はこのアメリカでの研究が、真の断食の力を証明してくれていると思います。断食は細胞レベルで自分の体を守り、体にとって不要な物質が住みにくい環境をつくってくれるのでしょう。

世の中では常識として「お腹が空けば体力が落ちる」と思われますが、もしかしたら「お腹が空いたら体力が上がる」のかもしれません。

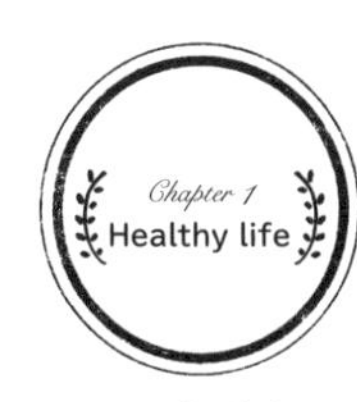

断食の効果①

デトックス

体内の不要なものをリサイクルし、廃棄する

日本では断食による効果・効能として、主にダイエットに用いられることが多いです。ただし、それは間違いではありませんが、本来の目的はダイエットだけではありません。断食をする目的を簡単に説明すると、「体が本来持っている、生きるべき力を呼び覚ます」ということだからです。もっとシンプルにいえば、「健康になる」ということでしょう。

そもそも健康とは、世界保健機構（ＷＨＯ）によると「肉体的にも精神的にも、そして社会的にも、すべてが満たされている状態にある」と定義づけられています。断食の効果はその定義と同じく、「健康になる」ことであり、肉体的にも精神的にも、満たされた状態になることです。

自然療法学の権威である、アメリカのハーバートＭ・シェルトン博士は、次のように断食の効果を定義づけています。

「断食すると体は、体内に蓄えられている物質をエネルギー源として使い始める。しかし、この体内の物質の燃焼は平等に行われるのではなく、体にとって不要なものから燃焼されていくという規則がある。つまり、断食によって、老廃物、脂肪、老化した組織や細胞、病気にかかっている組織などがまず燃焼されて、体のエネルギーとして使用されていく。エネルギーとして使用されなかったものは、老廃物として破棄される」

　このように博士の定義する断食の効果には、ダイエットの「ダ」の字も出てきません。断食をするともちろん体はスッキリしますが、それは体の中の不要なものをリサイクルして、残ったゴミを断捨離（だんしゃり）していくことなのです。

　では、よくいわれている断食の効果を具体的にあげてみましょう。

○消化器、その他の内臓に休養と安静を与え、機能を回復させる

○過剰栄養分を消耗し、余分な脂肪が燃焼し、老廃物が排泄されて体が内側からきれいになる

○自律神経のゆがみをリセットする、自律神経やホルモン系、免疫系が目覚める

○組織再生能力増強、組織細胞機能亢進（細胞が若返る）

○内分泌機能の変化

○過去の条件反応を改める

○意志を高め、病気と闘う自信を高める

○諸生活条件を正しく改める

「断食すると頭がよくなる」とは、「ピタゴラスの定理」などで有名な数学者ピタゴラスの言葉です。それは体の中の老廃物がデトックスされると、脳内の不純物までデトックスされるということなのでしょう。

どんなに食べることが好きなグルメも、ここまでの効果が期待できるとなると、長年積み上げられた体の中の不要物を一度スッキリしたくなりますよね。

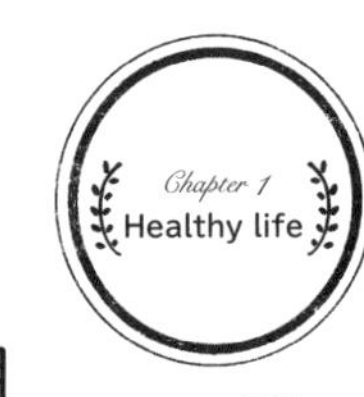

断食の効果②

胃腸を休める

朝昼晩の食事で胃腸はオーバーワーク気味

現代は何かと情報が過多です。それは食の情報でも同様で、それゆえに誘惑が多く、食べ過ぎてしまう傾向にあります。前述しましたが、現代人の病気、特に生活習慣病などの多くは食べ過ぎが原因です。食べ過ぎが続いている胃や腸などの消化器は、日々常にオーバーワークを強いられていて、過労死寸前です。胃腸はトラブルが生じると比較的早い段階で何らかの症状を出して、異常を知らせてくれる器官です。胃の不調で感じやすいものといえば、吐き気や胃痛、胃もたれ、食欲不振などでしょう。

胃の壁はしょう膜、筋層、粘膜層の3層から成っています。その中の粘膜層は胃液が分泌され、食べ物と接します。胃の不調が起こる多くは、胃液の中の胃酸の分泌と粘液のバランスが乱れた時に生じます。

また胃腸が疲弊（ひへい）すると、腸内環境が悪化するため、免疫力が低下し、体調不良になったり、病気にかかりやすくなったりすることもあります。

免疫を担当している細胞には主に顆粒球（かりゅうきゅう）、マクロファージ、樹状細胞、リンパ球などがありますが、これら免疫細胞の主戦場が腸であり、「腸が最大の免疫器官」と呼ばれるゆえんとなっています。小腸のヒダには無数の「パイエル板」と呼ばれるパッチ状の特殊な免疫組織が存在し、ここに免疫細胞が密集して腸の免疫システムを支えています。

断食を行い、胃腸を休ませる＝空腹の時間をつくると、胃腸以外の内臓の働きもよくなります。休憩をとった内臓は疲れがリセットされて、しっかり働いてくれるようになり、下痢や便秘、アレルギーや体調不良なども改善されます。

このように断食で、胃腸を少し休ませることで病気を予防する効果も期待でき、胃腸本来の働きを取り戻し、消化能力、吸収力などを高めることができるのです。

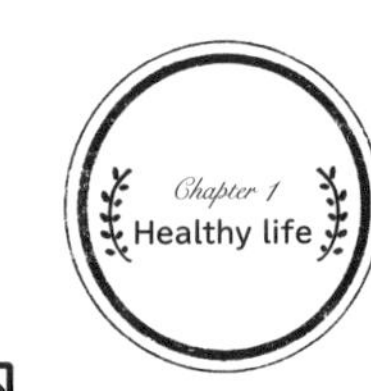

断食の効果③

内臓を休める

内臓のメンテナンスには断食期間5日間〜1週間必要

断食によって休まる内臓は、胃や腸だけではありません。体は食事のたびに血糖値が上がるため、血糖値を下げるインスリンを分泌するすい臓や毒素を処理する肝臓にも負担がかかっています。

断食することで、すい臓や肝臓などの内臓を休めるだけでなく、余分な栄養が入らないことで血管内の血液浄化や痩身(そうしん)効果も期待できます。

さらに内臓脂肪の除去にも役立ちます。

脂肪には内臓脂肪、皮下脂肪の2種類があります。皮下脂肪は皮膚と筋肉の間につく脂肪で、お尻や太ももなどにつきやすい傾向にあるのに対して、内臓脂肪とは腹部を中心とした臓器の周囲に付着する脂肪のこと。男性に多い傾向にあり、つきやすいが落ちやすい脂肪ともいわれています。この内臓脂肪が蓄積すると、血圧、血糖、コレステロールなど複数の健康リスクを抱えやすく、生活習慣病に発展するなど注意が必要です。

断食することで脂肪が代謝エネルギーとして使われるため、内臓脂肪を落とすことにもなります。

また、弱った体内の組織や細胞の修復には、ビタミンやミネラル、タンパク質を分解する酵素などが不可欠ですが、内臓が働きっぱなしの場合、その多くが消化・吸収活動のために優先的に使われてしまい、修復に回ることができません。そのため、断食によってすい臓や肝臓、血液やリンパ、ひいては細胞の一つひとつの活動は一時ストップされ、それぞれ修復や保全がされるのです。ただし、こうした内臓や器官、組織などのメンテナンスは不純物をデトックスするまでに、少し時間がかかります。そのため、断食の期間を5日間〜1週間ほど設ける必要があります。

胃腸だけを休めるのであれば、1日だけのプチ断食でも効果は期待できます。

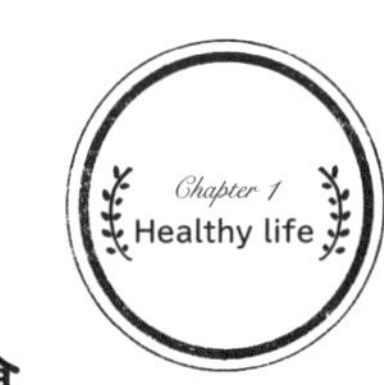

断食の効果④

血液をきれいにする

食べ物に含まれる不要物が血液に流れ込まない

私たちの体を流れる血液は体重の約8%。体重60kgの人であれば、約5リットルの血液が全身をかけめぐっている計算になります。

血液の主な役割は3つあります。

①酸素・二酸化炭素の運搬
②細菌の除去や、止血などの生体防御
③体温調節など、体内環境の維持

血液は「健康のバロメーター」といわれ、健康診断の血液検査でもわかるように、血液からさまざまな病気がわかります。

また、食べ物を消化するのにも大量の血液が消化管、内臓に動員されます。

ここで消化について見ていきましょう。まず、胃に入った食べ物は、胃液と混ざってペースト状になります。それら食べ物が胃に滞在する時間は個人差があれども、平均しておよそ2～3時間といわれています。また、脂っこいお肉や揚げ物などの脂肪分の多い食べ物は4～5時間かかるといわれています。

消化物が次に通るのは小腸です。消化物は胃から少しずつ小腸へ送られ、より細かく分解されます。ここでも個人差はありますが、およそ5～8時間かけて水分と栄養分を体内に取り込み、残った繊維質のカスなどを次なる消化器官、大腸へと送り込みます。

つまり断食をすると、胃、小腸、大腸といった消化器官の老廃物がほとんどなくなるので、消化のために血液が使われません。

また、老廃物や毒素が血液へと流れ込まなくなるので、血液がサラサラになって血行もよくなります。血行がよくなると体の隅々にまで栄養が行きわたるなど、まさにいいこと尽くめです。

このように断食は、万病の元ともいわれるドロドロ血からも解放されるのです。

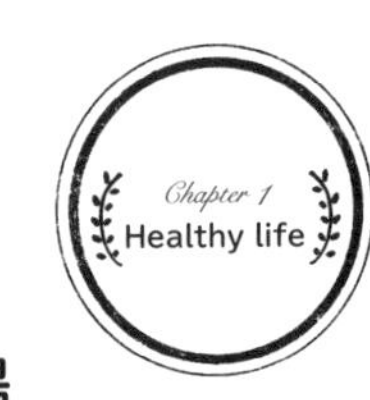

断食の効果⑤
免疫力のアップ

腸には免疫に関わる細胞の6割以上が存在している

腸内環境を整えることも大切です。腸内には100種類以上、600兆個もの細菌が生息しています。それを顕微鏡で見ると、まるであちこちで花が群生しているようなので、「腸内フローラ」（＝お花畑）と呼ばれています。

腸内フローラの構成は人によって違いますが、3タイプの菌があることがわかっています。

腸の運動を促したりよい作用をする善玉菌、腸内で有害物質をつくる悪玉菌、そしてどちらでもなく、優勢なほうに同調する日和見菌(ひよりみきん)です。この割合が、2：1：7になっているのが理想の形です。

近年では、腸内フローラを整えることが免疫力アップのカギというフレーズを多くのメディアで見受けられるようになりました。そもそも、私たちは口から食べ物をとり入れ、とり入れた食べ物が胃や腸を通って便として排出しています。

しかし、口から入るのは食べ物だけではありません。さまざまな細菌やウイルス、不純物も入り込んでいるのです。そのため、腸はこれらの外敵に触れる機会が多く、胃腸炎やガンの原因になるともいわれています。それらを防ぐために、胃腸には免疫機能が備わっているのです。

また、白血球の一種であるリンパ球が増えると、免疫力もアップするとされています。このリンパ球の70~90%は小腸に存在するといわれ、腸内環境がよくないとリンパ球が常に刺激を受けて、炎症を起こしている状態になります。

つまり、断食によって腸内環境を改善させれば、リンパ球の働きも活発になって、免疫力がアップするのです。

腸は体内で最大の免疫器官、免疫に関わる細胞の6割以上は腸に存在しているので、常に酷使されている腸内をリセットする期間が大事なのです。

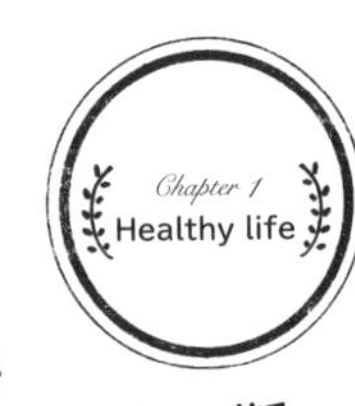

断食の効果⑥
むくみ取り・脂肪分解

断食にダイエット効果がある本当の要因とは？

太る原因は糖質の取り過ぎといわれています。糖分を含む食べ物は消化酵素によりブドウ糖に分解され、小腸から血液中に吸収されますが、糖質を摂取し過ぎると血糖値が上がり、体内でインスリンが大量に分泌されます。インスリンはすい臓のベータ細胞で作られるホルモンですが、食事によって血液中のブドウ糖が増えると、すい臓からインスリンが分泌されます。その働きによってブドウ糖は筋肉などへ送り込まれ、エネルギーとして利用されます。しかし、糖分を取り過ぎると、ブドウ糖は余り、体脂肪へと変わってしまうのです。そこでインスリンの分泌を抑えて、脂肪をエネルギーに変えて痩せやすくする必要があります。

しかし、断食は食べ物全般の摂取を制限しているため、自ずと糖分摂取は抑えられます。さらに胃腸や内臓の本来の活動を呼び覚ますので、老廃物の排出や栄

糖分が体脂肪に変わる仕組み

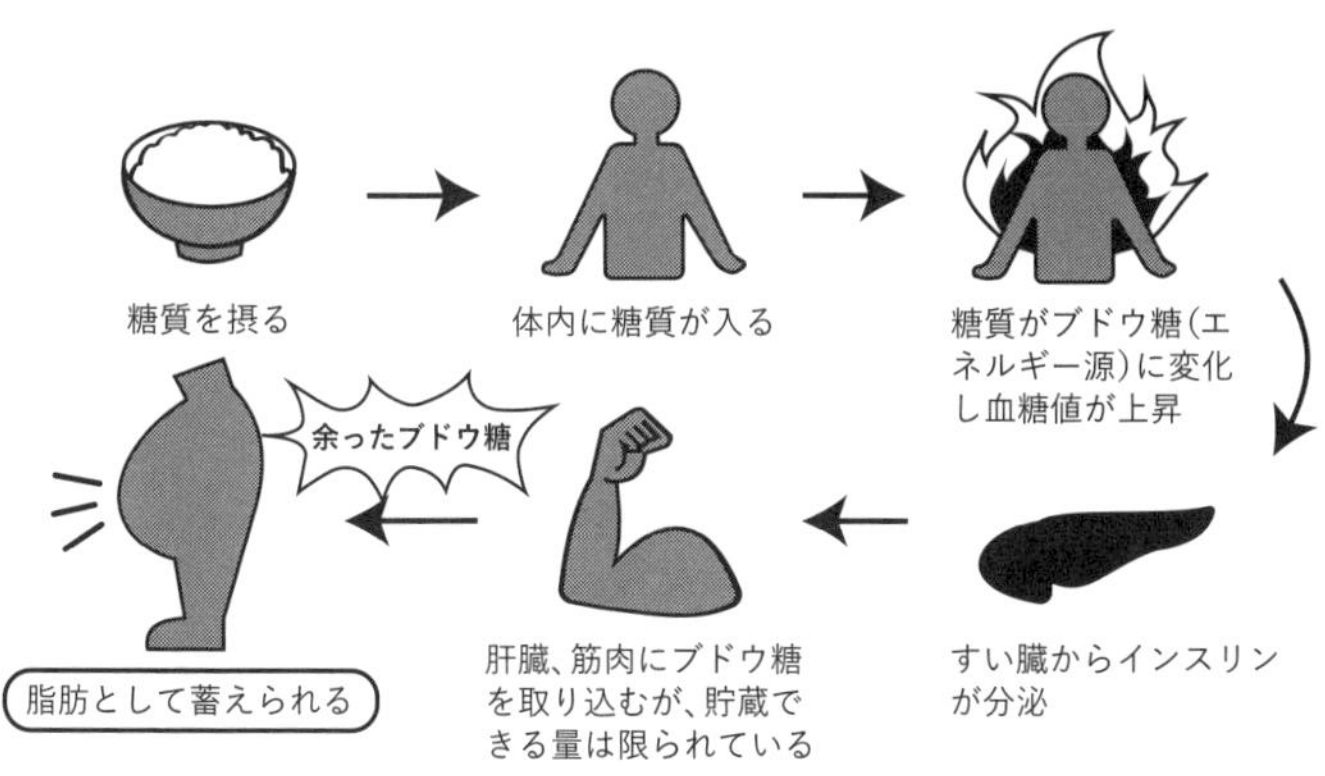

養の吸収、脂肪分解などがきちんとなされ、余分な脂肪やかた太りを防ぎます。これが断食がダイエットに効果があるゆえんといえます。

また、むくみは病気によるもの以外は生活習慣に原因があるといっても過言ではないでしょう。就業環境の変化、昼夜逆転の生活、不摂生や夜更かしなどで寝不足になってしまうと、体がむくみます。他にも不規則な食事、ファストフードやインスタント食品などの加工品、塩分の摂り過ぎなども、むくみの原因です。

つまり、糖質や添加物を断ってリセットすることで、むくみや脂肪過多を解消することができるのです。

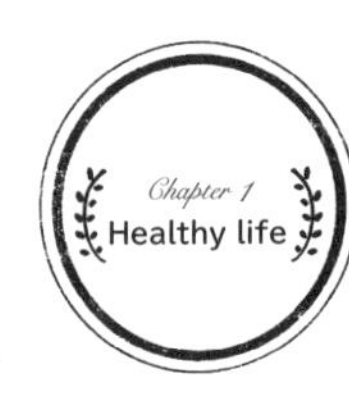

断食の効果⑦

便秘・下痢の改善

便秘は万病の元となり得る

断食することによって体内の循環がよくなり、消化能力が改善されます。すると、便通もよくなり、便秘が改善されることがあります。

便秘は〝万病の元〟といわれるほど、さまざまな症状や病気へと発展してしまうこともあります。「たかが便秘」と軽視していると美容や健康はもちろん、思わぬ重大な病気になることもあるので、注意したいものです。

便秘は日本消化器学会関連研究会、慢性便秘の診断・治療研究会作成のガイドラインによって「本来体外に排出すべき糞便を充分量かつ快適に排出できない状態」と定義されています。

一般的には3日以上排便がない状態を便秘ととらえることが多いようです。

便秘の原因にはこんなことが考えられます。

便秘の原因

弛緩性便秘

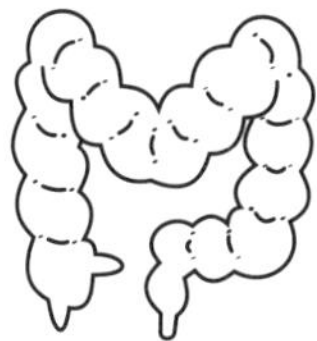

大腸の緊張が低下し、ぜんどう運動が弱いため、大腸内での便の移動が遅くなり、水分が吸収され過ぎて便が硬くなる

直腸性便秘

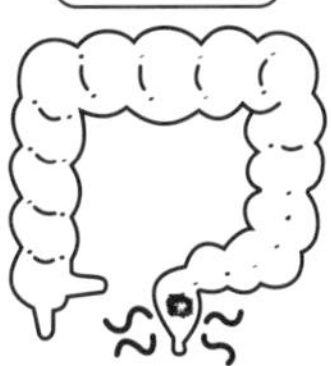

便が直腸に入ると直腸壁が緊張して圧力がかかり、排便反射が生じる

痙攣性便秘

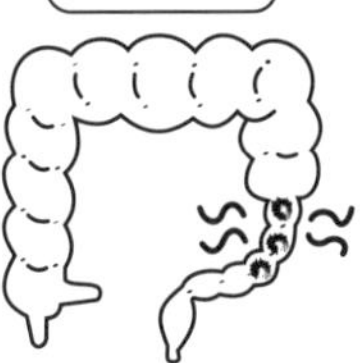

副交感神経の緊張により、大腸に痙攣性収縮が生じて便の通過に障害が起きる

①大腸の中で便を運ぶ働き（ぜん動運動）が弱いため、大腸内での便の移動に時間がかかり、水分が吸収されすぎて便が固くなってスムーズに排出できない

②自律神経の乱れによって、腸内が緊張して痙攣（けいれん）する部位が生じるため、便がスムーズに運ばれず、コロコロしたウサギの糞状の便が出る

③便意を感じても、肛門の周りの筋肉がうまく動かなかったり、いきむ力が足りず便が出にくい

④消化器の病気の症状や、ある種の薬の副作用として便秘が起こっている

便秘が原因といわれている病気の中で重篤な病気のひとつが、大腸ガンです。大腸ガンは戦後、欧米化した食生活などが原因で日本でも増加傾向にある病気で、大きく直腸ガンと結腸ガンに分けられます。

その他、アレルギー症状も便秘が一因だといわれています。便秘になり大腸内に便が長期間留まると悪玉菌が増殖し、腸内環境が崩れ、その結果腸壁から吸収された有害物質が血液を通って全身に流れて行き、自律神経が乱れ、アレルギー症状として現れてきます。

他にも高血圧や動脈硬化、腰痛や痔、大腸ポリープも便秘が一因だといわれています。

「食べたものは出す」は当たり前のことですが、食べたものが出ないという、不思議な現象が便秘です。

便秘により腸内に長く滞留している便、「宿便」といわれるものですが、断食によって胃腸に滞留している便や老廃物が出やすくなります。これも断食によるデトックスのひとつと考えてよいでしょう。

断食すると下痢になることも

断食によって腸内環境が改善されると、排出作用が高まります。そのため、結果的に下痢が引き起こされるケースもあります。

またデトックス効果により、下痢が起きるケースもよくあります。激しい腹痛を伴った下痢や、血が滲(にじ)んでいる下痢などは病気の可能性があるため、注意が必要ですが、軽い下痢が2〜3回起きるといった状態であればさほど心配はないでしょう。

通常、胃腸は食べ物と水分が同時に運ばれてくることが多いですが、断食をすると、胃腸に運ばれてくるものは水分だけになり、胃腸は栄養を吸収する作業を休むことができます。つまり、栄養を吸収する作用がなくなった分、水分の排出作用に集中できるため、下痢が引き起こされやすいのです。

断食中は下痢をすることが多くても、断食期間を抜けると通常の便に戻ることが多いです。

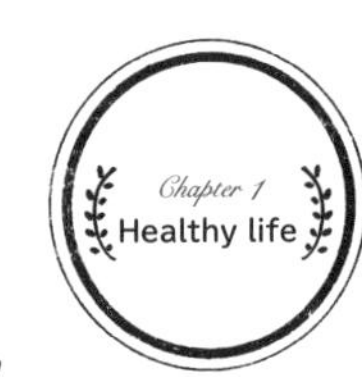

断食の効果⑧

美肌、肌荒れ・吹き出物の改善

吹き出物は体内の老廃物やガスが原因

便秘は、肌にも悪影響をもたらします。肉類や加工品、お菓子などをたくさん食べると便秘になりがちですが、そういった食べ物がさらに長時間腸内に留まると、便が腐敗していきます。腐敗すると今度はガスや毒素が溜まり、腐敗ガスによって腸の壁が荒らされます。すると腸の壁から本来は吸収されないような老廃物も吸収され、やがて毒素は血液を通して体中に流れていき、皮膚から排泄されるため、ニキビや吹き出物などの肌荒れとして症状が出るようになります。

皮膚に吹き出物ができるだけでなく、これらの毒素は血液を通して体中に流れていき、汗腺から汗と一緒に毒素を出そうとします。体から出る老廃物の8～9割は便から出るとはいえ、便がしっかり出ていないと皮膚から出る老廃物の量が増えるため、肌荒れとなって現れてしまうのです。したがって、断食によって便秘が解消されることで、美肌効果が生まれるのです。

断食が肌へ与えるメリットのもうひとつは、酵素です。酵素は、体内で起こるあらゆる化学反応を引き起こすための触媒になるタンパク質のことですが、摂取した食べ物を消化吸収するだけでなく、代謝にも役立っています。酵素は食事をすることで消費されますが、食べ物を体内に入れないと消化酵素が使われないために、酵素は溜まります。つまり、断食すれば肌の代謝にいつもより多くの酵素が使えるようになるため、美肌へと近づくことができるのです。

肌がきれいな人は男女問わずとても輝いて見えます。肌だけでなく、断食では髪の毛や爪までもツヤツヤになる効果が期待できるので願ったり叶ったりです。

前述したように断食によって体内の環境が整うため、血液やリンパの循環がよくなります。また、睡眠の質が向上し、ムダなストレスがなくなります。そのため、髪や肌を美しくする効果のある成長ホルモンが活発に分泌されるようになります。

さらに断食には自律神経を調整する効果があるため、体内環境だけではなく、神経や精神が調整され、薄毛や脱毛によい効果が現れることも考えられます。

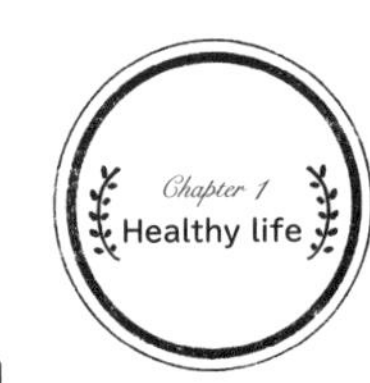

断食の効果⑨
脳のリセット

血流がよくなると脳の老廃物が排出されやすくなる

血液は消化をするためにも使われます。しかし、断食をすればその分の血液は他の代謝する分に回せるため、脳へ送る血流も活発になります。血流がよくなると、普段より脳が活性化するといわれているのはそのせいです。よって、断食中は脳が覚醒して仕事がはかどるという人が多いのです。

そのメカニズムを詳しく説明しましょう。

血流がよくなると、脳の老廃物といわれる「アミロイドβ（ベータ）」が洗い流さます。「アミロイドβ」とは、脳内でつくられるタンパク質の一種ですが、近年ではアルツハイマー型認知症の発症に大きく関わっていると考えられており、断食して「アミロイドβ」がデトックスされることで、脳内はとてもスッキリするだけでなく、思考力や集中力が高まるのです。

食べ物を取り入れなくなった体は、体脂肪をケトン体というエネルギーに変え始めますが、ケトン体は体のエネルギーになるだけではなく、脳の非常用のエネルギーだということがわかっています。これまでは、「人の脳で利用される唯一のエネルギー源＝ブドウ糖」と考えられていましたが、最新の研究では、体内にブドウ糖が不足してしまった際には、脳では肝臓でつくられる「ケトン体」が利用されてクリアになる、という報告がありました。

断食には自律神経を調整すること、ストレスを減少させるといった効果もあります。また頭が冴え、新しいアイデアが浮かんだり、これまでとは違った思考になることもあります。それらは食事から解放されることで、時間的にも思考的にも今まで感じなかったことに心が向くからともいわれています。さらに脳への血流アップで、五感も研ぎ澄まされます。

断食施設は街中から離れた山や森といった自然に囲まれたところが多く、日常とは別世界の環境に身を置くことが多いです。そのため、ストレスフリーな環境が脳のリセットに役立つとも考えられます。

断食は内臓の休息ですが、脳の休息にも効果があるのです。

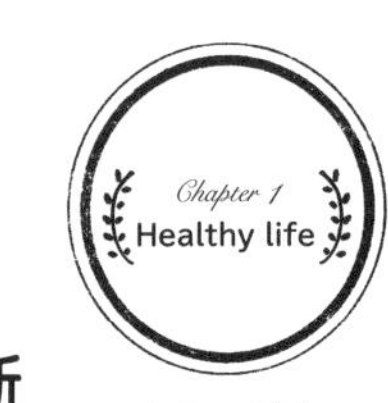

断食の効果⑩

快眠

断食をすると深い睡眠が得られる

断食を始めた初日から2日目あたりは、体内の糖分がいきなりなくなったことで血糖値が下がり、やたらと眠くなる人が多いようです。しかし、それは好転反応の一種。それとは別にして、断食をすると、とてもよく眠れるという効能が期待できます。

私の経営している「海の杜」に、とある会社の社長夫妻が初めて来ました。その社長夫妻は断食中にやることがないため、「明日、朝早く起きて散歩でも行こうか」と、夜9時に早々に床についたそうです。

翌朝8時となり、モリンガジュースの朝食時間になりましたが、夫妻ともに食堂にやってきません。ようやく9時になって起きてきました。

「まさか12時間寝っぱなしになるとは思いもしなかった」

毎日の激務で心底疲れていたのでしょう。私も断食の快眠効果を改めて知る機会となりました。

そもそも精神を落ち着かせるセロトニンというホルモンは腸内でつくられており、腸内環境が改善すれば、気持ちにも変化が現れると考えられています。このように腸内環境と気分はつながっているともいわれており、腸内がスッキリすることで気分の毒素もデトックスされます。よって雑念が消え去るので、夜もすんなりと眠れるようになるのです。

また、断食中は体へ送られるエネルギーだけでなく、脳のエネルギー源も遮断されます。すると、脳はエネルギー消費を抑えようと省エネモードに切り替わるのです。普段は休められない頭を強制的に休められる、というわけです。

通常では睡眠中も胃や腸は消化活動しています。寝る直前まで食べたり飲んだりしていたら、睡眠中も胃や腸は休む暇（ひま）はありません。ただ、断食中なら睡眠中でも胃腸は休めます。そのため、質のよい睡眠が得られるのです。

この「断食快眠」は一度、断食を経験した人にとてもうなづいていただけるうれしい効果です。

教えて！
断食マスター

断食Q&A

Q 断食すると何キロダイエットできますか？

A 体重の5%ぐらいを目安に

断食の日数やその人の現体重によって異なりますが、7日間の断食で体重の5～7%ぐらいが基準となります。中には1日1キロ落ちていく人もいますが、健康的にダイエットするなら5%を目安にするのがよいと思います。体重50キロでしたら、2.5キロぐらいです。

断食で期待以上に体重が落ちることがなくても、がっかりしないでください。断食によって胃が小さくなるため、少ない食事量で満足できたり、食べたいという欲求から解放されるので、断食明けからさらに体重が減少していくと考えられるからです。

そのため、ダイエット目的で断食を行う人は、断食中よりも断食後に注意してください。

断食が終わったあとは、胃腸の機能が完全に回復しておらず、栄養も吸収しやすい状態になっています。そんな状態で消化の悪いものを食べたり、カロリーが高いものを食べたりすると、胃腸を傷めてしまったり、リバウンドしたりする恐れがあるからです。

断食でダイエットに成功するには、1回の断食でなく、定期的に何回も断食を行うことをおすすめします。

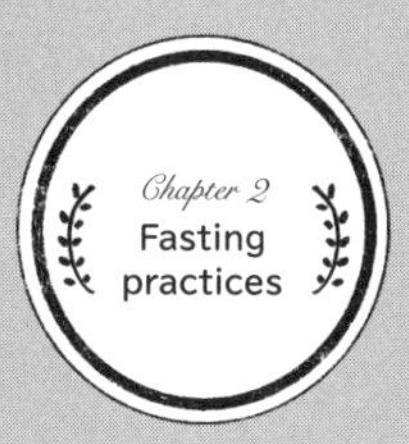

断食マスターが教える

正しい断食の作法

断食がブームになった理由

断食は経験しないとわからない

断食施設のリピート率は75パーセント

私が断食施設に勤め始めたころの1990年後半は、「断食」や「ファスティング」という言葉は一般的ではありませんでした。断食を行う施設も山や森の中にあり、知る人ぞ知るところという感じで、宗教団体やスピリチュアル関連と疑われることもしばしばでした。

断食施設に訪れる人も、クチコミや紹介でくる人たちがほとんど。それも病院から見放された患者や西洋医学を信じていない人など、切羽詰まった感じの人しか来ません。そういった人たちが一縷の望みをかけて断食を行っていたのです。

しかし、断食をすると血液はきれいになります。心身ともにボロボロな人たちが多いため、血液がきれいになるだけで顔色、肌ツヤ、髪のコシなど見違えるほど変化し、みるみると元気になっていきます。「もしかしてここにいたら、ガンの進行も遅くなるかもしれない」と希望の光が見え、断食によってぐっすり眠れるからか、翌朝になると明るい表情で挨拶を交してくれます。肌でお悩みの方も、見違えるほど肌が改善され、サーっときれいになっていくのを何度も目の当たりにしました。初めに来た時は吹き出物だらけの重症な人も、1週間断食をして帰る時にはすごくきれいになっていました。

このように暗闇にいる人にとっては希望の光が見えるだけでも、全然違います。私自身も断食施設で働き、こうした事例を見ることで、人助けの感触を得られたのです。

断食を体験し、施設をチェックアウトする時にみなさん、「楽しかったです」と口を揃えていいます。最初は断食への不安や食事を制限するつらさもあるでしょうが、最後には満足して帰ります。

それはリピート率が75パーセントという数字にも表されています。このリピート率はディズニーランドと同じですので、やはり断食には人を虜にする魅力があるのだと思います。

2000年になると、断食は急速に広まっていきます。まずは健康系の雑誌に取り上げられ、次に女性誌において「断食はダイエットに効果的」として、一般のライフスタイルに取り込まれていくことになります。

同時に断食施設を利用する人も増え、予約が取れないほどの盛況ぶりとなりました。この時期は病気治癒（ちゆ）、ダイエット、日々の体のメンテナンス、精神状態の安定など、個人個人のさまざまな理由で断食施設を利用する人たちが増えていきました。

ところがその半面、お客が殺到したことで、予約が取りにくくなってしまったのです。断食を体験したいという新規の人たちが増えるのはありがたいことですが、今まで定期的に利用してきた人たちも日程調整をしていただかなければいけません。断食の本来の目的は調子が悪くなったからするというのではなく、定期的にやるのが基本です。そのため、苦渋の決断でしたが、私が勤めていた断食施設では予約を1年先しか取れないようにしたのです。やはり、ずっときてくださっている人が健康でないといけないので、断食で寿命を延ばすためには定期的にきてもらおうという希望があったからです。

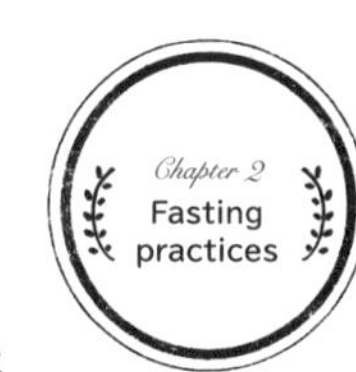

食欲はかなり手強い!?
なぜ、断食施設は必要なのか？

断食施設が山の中にある理由

一時期、日本全国のホテルで〝断食パック〟といった宿泊プランが数多く見られました。しかし、それも次第になくなり、今ではほとんど見られません。ただ、これは断食のブームが過ぎ去ったからではないように思います。

現在では断食はすでにみなさんに認知され、日常に根づいています。しかし、日常的になったものの、自宅で自分自身で始めるにはハードルが高いのも事実。いや、食べないだけなら、自宅でも簡単にできると思うでしょうが、実際にやってみると誘惑が多く、強い意志が求められます。

そのため、お金を払ってでも、断食施設を利用する人が少なくありません。冒頭のホテルもその需要を狙って、断食プランを設定したのでしょう。しかし、断食は特殊であり、栄養管理や体調管理は当然のこと、一人ひとりの断食をする目的も異なります。また、環境面においても断食に相応しい場所や雰囲気が求められます。その点においても、観光を目的とした街中にあるホテルは断食とはまったく真逆の立地環境といえるでしょう。

確かに繁華街の飲食店が立ち並ぶ環境下で断食を行うには、ある程度断食に慣れている人か、意志が強い人でないと無理です。街中にはファストフード、コンビニ、ラーメン屋、パン屋、お惣菜店などさまざまな飲食店が存在します。そうしたお店の看板（視覚）、食べ物の匂い（嗅覚）、料理する音（聴覚）など五感が刺激され、さらに味覚の記憶が食欲を呼び起こします。そう、食欲は私たちを大きく支配しているのです。

これに抗うのは自身を別世界へ遠ざけるのが一番手っ取り早い方法です。

断食専門施設の多くは街中から離れた森や山の中にあります。それは自然に囲まれたところで心身をリフレッシュさせるという側面もありますが、最も大きな理由はあふれる食関係の情報から遠ざかることにあります。

食べなくてはいけないという強迫観念

自宅での断食ついても同じことがいえます。よほどストイックな人でないと最初は難しいでしょう。

断食施設に勤めている私がいうのもなんですが、断食施設は断食をするきっかけにしか過ぎません。「あっ、食べなくて大丈夫なんだ」というのを経験し、自分自身に知らしめることが重要です。今まで食べ過ぎていたのだと自覚することです。

人類が誕生してから、こんなに食にあふれているのは初めてのこと。おそらくはここ１００年のことであり、鉄道ができて物が各地から運ばれ、冷蔵庫に保管できるようになったことで、食べ物が飽和状態になりました。それまでは食べ物がない飢えは人類に恐怖でしかありませんでした。その恐怖が私たちのＤＮＡに組み込まれており、食べなくてはいけない、という強迫観念が働いてしまう。いわば食欲は人類が持つ潜在的な飢えの恐怖から逃れるための、脳の問題なのです。

極端にいえば朝食をとらなくてもよいのですが、習慣によって食べているのです。脳に刷り込まれたものを自分の意志のみで変えるのは相当な苦労が伴います。そのため、断食を自宅でやるのはつらいものです。犬がドッグフードを食べている音でさえ、おいしそうに聞こえてお腹が空くのですから。

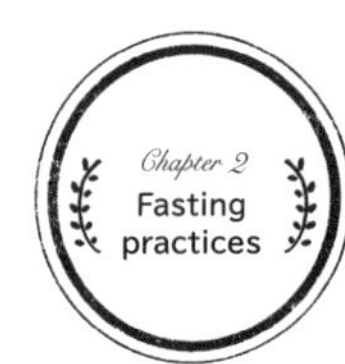

断食施設の種類

自分に合った断食施設の選び方

私が経験した断食施設あれこれ

私は断食施設に勤めるかたわら、他の断食施設にも訪れます。どんな断食方法をしているか、またどのような人が断食を行っているかのリサーチをするためです。

北関東にあるリゾート系断食施設に訪れた時のことです。受付で酵素ジュースのボトル1本渡されるのみで、あとは自由時間。そこは山の中でテレビも携帯電話の電波もつながらず、まったくの「無」。ただ、ひたすらボーっと時間のみが過ぎていきます。逆に今の時代でこれを味わえるのは贅沢かもしれません。スタッフにここの魅力を伺ったところ、「星空」という回答。ただ私の滞在中はすべて雨か曇り。「次回を楽しみにしてください！」と受付でいわれたのを覚えています。

西日本の断食施設に行った時のこと。そこはワンフロアーが断食専用、その他のフロアーは一般客用でした。しかし、食堂は共通であり、普通に食事している

全国断食施設のカテゴリー

■精神修行系断食

主に、お寺で行っている断食道場。朝からお経を読み、掃除して、座禅・写経に滝行、山登りして、境内で布団を敷いて就寝。仙人になるかのような修行断食。利用者は、今までの自分を変えたい人や家族に無理やり連れてこられた引きこもりの子が多いみたいです。

■都心や大都市のホテルプラン系断食

時々、おしゃれなホテルが短い期間で行っている、断食プラン。2泊3日のスムージーを使ったプチ断食。「お試し断食」といった断食初心者の方が多いようです。

■がっちりプログラム系断食

朝から血圧検査・体重・検温・尿検査、ヨガやストレッチ体操など分刻みのスケジュールが組まれ、自由行動があまりとれない断食施設もあります。しっかり管理されないと自信がない方にはおすすめかもしれません。

■リゾート系断食

一番多いタイプの断食施設です。都心から離れたところで、自由時間も多く、開放感に浸りながらリフレッシュできます。仕事や家庭、面倒な人間関係からも離れてストレスフリーの断食です。ファスティングホテル「海の杜」もこれに該当します。

人と断食してジュースだけの人が一緒。断食している人にとっては地獄です。目をそちらにやらなくても、食べ物の匂いは漂ってきます。これはなかなかの試練でした。

断食施設の断食食としてよく酵素ジュースが用いられます。酵素ジュースとは野菜や果物などの原材料を、素材や菌が持つ酵素と微生物自体の働きによって発酵させた植物発酵飲料のこと。通常、私たちが食べたものは、体内にある自前の消化酵素によって細かく分解（消化）されますが、酵素ジュースによって外から補うことで、体内の消化酵素の節約になります。また、酵素ジュースは発酵を経て栄養素が細かく分解されているため、体内で消化をする必要がなく、断食に向いているとされます。

ただ、モリンガパウダーを使ったモリンガジュースでも、酵素ジュースと同様に体内消化に負担をかけずに、かつ栄養素はそれ以上のため、私の施設では採用しています。

断食にNGなことはありますが、正解はありません。自分に合った断食法を試してみるのがよいでしょう。

断食施設に訪れる人たち

ガン患者が断食を選ぶ理由

「断食をしていれば安心して寝れる」

断食施設にはガンを患った人たちがよく訪れます。

病院でガンの宣告を受けた人のほとんどが人生の終わりを意識することでしょう。それだけ自分のまわりの人で、死因がガンであるというのが多いからです。今や2人に1人がガンになる時代です。ガンを告知された時は目の前が真っ暗になり、何をすればよいのかわからなくなり、暗中模索を実感されるようです。そうして断食という手段に一縷の望みを託して断食施設に訪れるのです。

断食でガンを治そうと思ってくる人が大半だと思うでしょうが、そのような人は少数で、残りの人生どうやって過ごそうか、何をすれば納得できるのかを考えて断食を選ぶ人が多いようです。

「今この時もガンが進行してしまっているのではないのか」

そんな不安な気持ちを少しでも進行を抑えて、安心して過ごすために断食を選ぶ人が多いのかもしれません。

「今やってることは体にとってよいこと」「今は断食中だからガンは進行しない」「断食していれば安心して寝れる」。

何もしないで成り行きをただ見ているだけの時間が一番不安なのです。

断食でガンが消えた例も

21年も断食施設に勤めていると、「断食でガンが消えました」という報告を受けることは何度もありました。実際にガンが消えていく様(さま)を見たわけではありませんし、科学的根拠もないため、「断食でガンが治る」とは断言できませんが、断食でガンが消えた人は確かに存在します。

埼玉県在住のYさんは肺ガンのステージ4と診断されました。大学病院での治療は受けずに経過観察だけにして、断食を年4回行いました。その結果、1年後の再検査では、あったはずの肺ガンがレントゲンでもMRIでも見つからなかったといいます。驚いた大学病院の医師が「何かしましたか?」と問うので、

「断食を4回やった」と答えました。すると大学病院から私の勧めていた断食施設に問い合わせがあり、「学会で発表したいので、データをください」とのこと。しかし、こちらでは個人的なデータなどとっているはずもなく、ただ「その方は確かに断食をしました」とお答えするのみでした。

このように「断食をしたらガンが消える」という根拠はありません。ただ、「ガンが消えた」という結果だけはあります。

東京在住の20歳の女性Wさんも脳腫瘍（のうしゅよう）を患いました。どうも手術できないところらしく、食事療法に望みを託して断食施設に来ました。すると、1年後の検査で腫瘍が小さくなっていて、病院での治療は受けずにすんだそうです。

余命3カ月のガン患者Mさんも断食でガンが消えたといいます。Mさんは必死な思いで断食療法に専念し、見事ガンは消えたそうです。その1年後にMさんに会った時には、鏡を見ながら「このシミに効く漢方薬ないかしら」と悩んでいました。1年前は、顔のシミなど気にとめていられない、死ぬか生きるかの瀬戸際だったのに、今は顔のシミが一番の悩みとは、なんて幸せなのだろうと、二人で笑いながら話をしました。

断食を行う目的を自覚する①

食べ過ぎを知る

食べないのではなく、食べ過ぎない

人生において食べることは喜びのひとつです。断食はそれを断つわけですから、つらいものです。ただ、再三いっていますが、断食の主たる目的は食欲を削ぐものではなく、食べ過ぎを知り、そして自覚するものです。

断食は食の喜びを再発見することにもつながります。食に関する価値観が変わるからです。

断食施設を利用していたある社長は断食中に、『断食明けに何を食べようか』とあれやこれやと楽しみながら思考していました。そして、「ステーキ屋を予約しておいて」と秘書に指示を出しました。しかし、いざ断食を明けると、ステーキなんか食べたくないと思ったそうです。結局は蕎麦屋に行って、一口一口嚙みしめるように食べたそうです。

この社長のように断食をすると、ヘヴィーな食べ物を体が受け付けなくなります。また、断食した努力を一食で無にすることに抵抗を覚え、もったいないと思うようになるから不思議です。

しかし、それもいつまでも続きません。人間は欲に逆らえない動物ですので、環境が変わって日常に戻れば、これまで通りの食生活に馴染んでしまうはずです。断食をして粗食を志すものの難しいのが現実です。

ただ、断食を経験したことで、食べ過ぎないことは意識するはずです。これまで気にも止めずにしていたおかわりを自重するようになるでしょう。3時のおやつのスウィーツをやめるようになるかもしれません。

これこそが断食の成功例です。何も粗食にしなければいけないというわけではなく、食べ過ぎなければよいのです。人間は食べることも人生の楽しみの一つですから、存分に楽しんでいただければと思います。

現在、糖質制限をしている人も多いですが、私はそれも断食の一種であり、糖質を今まで摂り過ぎだから控えるということでは共通です。お酒が悪いともいいませんし、塩辛いものが悪いとはいいません。すべて摂り過ぎが悪いのです。

断食を行う目的を自覚する②

内臓の声を聞く

腸内環境を整えれば、免疫力は上がる

断食はダイエットや体調改善などさまざまな目的がありますが、根本は内臓を休めることです。そうすると、いつもは黙々と働いていた胃腸は違った動きを見せ、また肝臓やすい臓なども体内のエネルギー代謝を活用する行動に移ります。内臓はすごい働き者で、休息しつつも問題のある箇所の修復や蓄積された老廃物を除去するなど、普段できなかったことを進んで行うのです。それは私たちが休日に家の掃除をするのと同じです。普段仕事で多忙な人は大掃除になりますが、いつもきれいにしている人は少しの片づけで終わります。

これが体内で起こっているのです。

さらに私たちは休日には掃除に加え、部屋の模様替えをしたり、蛍光灯を変えたり、屋根の修理などをしてより住みやすい環境づくりをしますが、内臓も同様

断食で腸を休息させ、腸内環境を整える

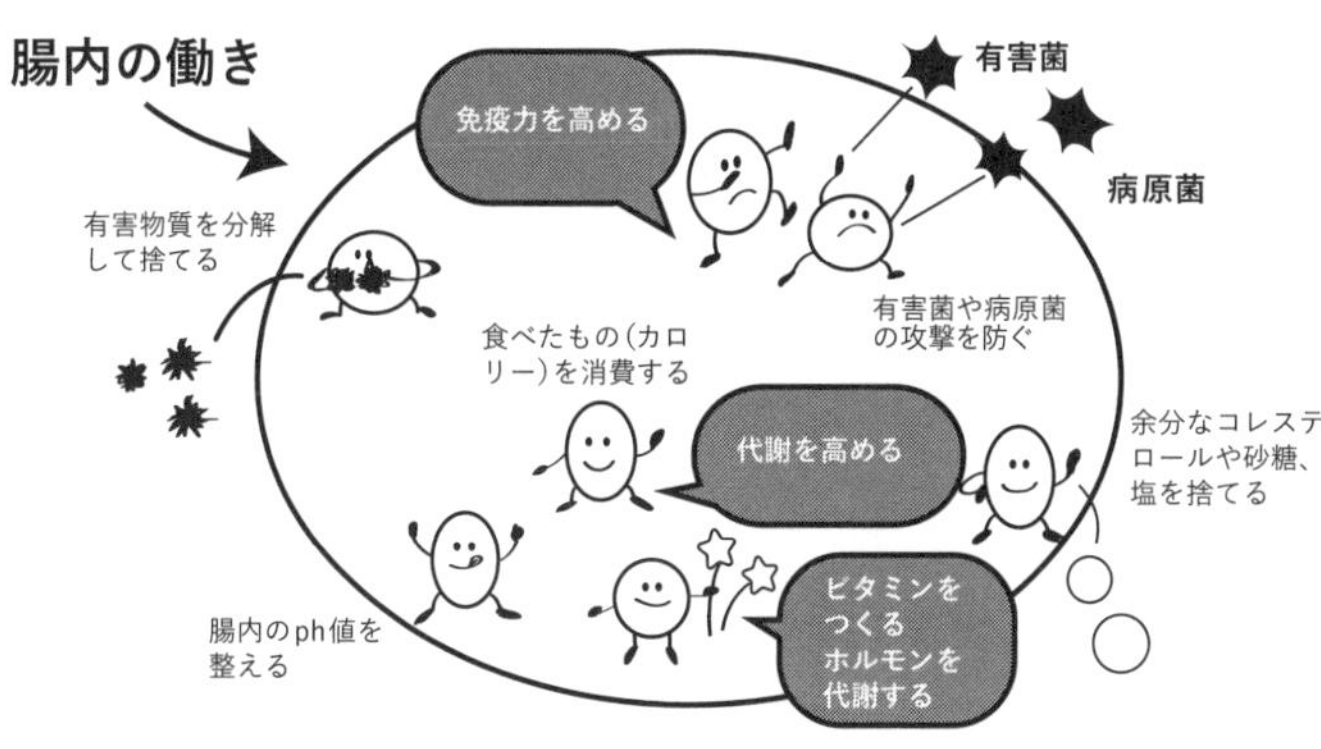

に休息を与えるとメンテナンス作業を行い、より強度の体づくりを行います。そして外敵から守るための免疫力を上げるのです。

ここで断食によって免疫力が上がるメカニズムを解説しましょう。

免疫力を上げるポイントは、腸にあります。腸は食べ物を消化・吸収し、排泄する器官です。食べ物には有害な病原菌やウイルスが付着している危険性がありますが、それらの侵入を防ぐため、腸には免疫力が備わっており、免疫力の60%は腸にあるといわれているほどです。

つまり腸内環境を良好に保つことで、免疫力の低下を防ぐことができるのです。

腸内細菌のバランスを整える食品としては、ヨーグルト、漬物、味噌といった発酵食品が代表的です。そのほか、食物繊維、オリゴ糖も、免疫を担当する細胞のバランスを改善すると考えられています。また、トマトやリンゴ、お茶などに含まれるポリフェノール類、青魚に多く含まれるＥＰＡなどのｎ－３系不飽和脂肪酸も、炎症を抑えることで腸における免疫力に大きくかかわってきます。

腸内環境を整えるだけでなく、免疫細胞自体を活性化させるには、タンパク質も必要です。ビタミンＡやビタミンＥも、細胞の免疫機能を保持するといわれています。さらに、亜鉛やセレン、銅、マンガンなどのミネラル類も、免疫細胞を保護するために必要です。これらは「微量ミネラル」と呼ばれ、私たちの体には必要不可欠な栄養素です。

断食をすることによって、胃腸は休息でき、そしてバランスの取れた適切な栄養素を少量摂り入れることで、腸内の善玉菌が増え、免疫力は高まるというわけです。

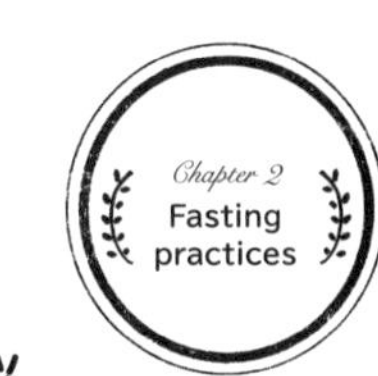

断食を行う目的を自覚する③ 断食ハイを味わう

脳と体が切り離された感覚

断食をするとわかりますが、1日の時間が長く感じます。それは感覚だけでなく、私たちは日ごろ、食事に多くの時間を割いているからです。買い物、料理、食事、後片付け、それを1日3食です。

断食のメリットは食事の時間が短く、時間を持て余すため、自分の内面を見つめ直そうと考えます。

最初に断食施設に訪れる人はみなさん、ほぼ恐怖心や不安を抱いてやってきます。しかし、やってみたらお腹が空くわけではないし、眠くなるし、苦しくないし、空腹が楽しいという感覚に陥ります。それが断食ハイといわれるものです。

断食ハイは一定期間の空腹のつらさをすぎると、脳や体内が軽くなり、視野が広がり、リフレッシュする感覚が得られます。

脳と腸はつながっている

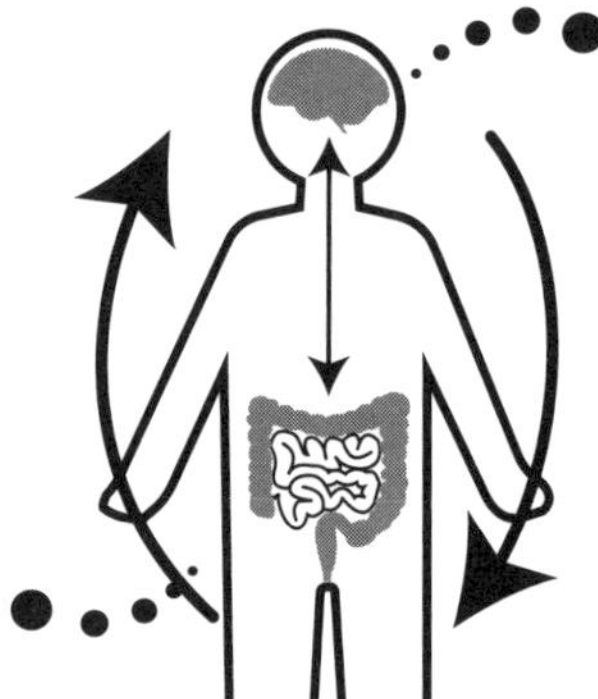

また、体が若返っていく感じが手に取るように実感できるという人もいます。お腹が鳴ることは若返っているのだと。そういった気づきを得ると、お腹が空くのがうれしくなるそうです。

こうした日ごろ聞けない内臓の声に耳を傾けると、新たな発見が得られ、断食をする喜びにもつながります。

「今、胃腸を休ませて、メンテナンスをしている」、「きれいな血液が体を巡っている」、「内臓についていた脂肪が分解されて、エネルギーとして使われている」など、自分の体のことをよく考えることができます。

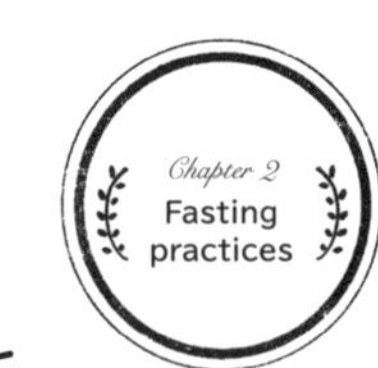

心地よさを体感しよう！

断食に成功する人、失敗する人

断食は修行にあらず

断食を継続的にできる人と1回でやめてしまう人、または断食の途中で空腹感に負けて1回も続けられない人もいます。

ただ、私の経験からいえば、最初の断食で成功した人は継続できます。つまり、最初の断食がとても重要だということ。そのために最初は断食施設を利用するのをおすすめします。

断食に成功する人の多くが断食ハイを経験し、達成感を味わいます。脳にその記憶が残り、再び断食に挑戦したくなります。こうした成功経験が断食をポジティブなものとして捉（とら）えるからです。

一方、断食を難易度の高い修行と考えるといやになります。確かに断食は一部の宗教に採り入れられていたことから、修行として捉えてしまうことも仕方がないかもしれません。ただ、現在の断食（ファスティング）はその考えや施設の雰囲気からも、一つのエンターテインメントやアクティビティとして捉えたほうが近い気がします。

ですので、軽い気持ちで、どんどん心地よさを体感し、楽しかったと思うこと。そういう人が断食を日常に取り入れられる人です。

断食施設で働いてきた経験からいうと、成功する人の特徴は自分でお金を払って断食をする人です。明らかに失敗する人は、連れてこられた人。この違いは明確です。

無理やり連れてこられた人や、いやいや断食をする人は、断食特有の反応が出なかったりするので不思議です。

以前、娘さんからのプレゼントで断食施設に来たというお父さんがいました。最初は娘さんからの願いということで渋々断食を行っていましたが、途中からいきなり断食の反応が出たことで俄然やる気が出て、最後はスッキリした表情で帰っていきました。それからは年に数回訪れる常連客となりました。

やはり反応が出ると、やる気が起きるようです。断食中はまったく痩せない人もいますが、帰ったら腸が働き始めて、すごく痩せたという人もいます。また、断食中は消化器官がオフになってしまい、便秘や下痢になりましたが、帰ったら調子がいいという声も多いです。

体重は減らないけれどむくみがスッキリするという人もいますし、反応はさまざま。目に見えた形として現われなくても、老廃物がデトックスされてむくみがとれたり、体のクリーニングはできているのです。

断食を初めて経験する人でも、2~3日の短い断食ならばもっと繰り返しできると思うはずです。常連の人の中には休みが3日しか取れない場合は、前日から自宅で断食を始める人もいます。そうすると、「今度は1週間の断食に挑戦したい」「月に1度は断食を行う」など、断食欲が出てきます。断食の継続性ができ、またストイック性も生まれ、趣味は断食というようになっていきます。

このように断食ハイを味わうと、中毒性が出てきます。

正しい断食のルール①
水断食は危険

不健康になる可能性がある水断食

断食は何も口にしないことと考えている人は多いです。ボクサーが減量中に水すらも制限している様子を目にしますが、これは断食ではありません。

断食は健康的に体のメンテナンスをする手段です。断食をして体を壊しては本末転倒。そのため、最低限の栄養素を摂り入れながら断食をする必要があります。

水断食という方法があります。ある一定期間（短期間）、水のみを摂取するというもので、水断食を採用している断食施設もあります。

でも、私の考えでは水断食はおすすめしません。なぜなら、栄養面でも医学的な見地からもまったく意味をなさないと断言できるからです。それどころか、栄養不足が長時間続くと、疲労、イライラ、不安感、血圧低下などの症状を引き起こし、さらに重篤になると、不整脈、混乱、発作、失神などを引き起こす可能性があります。

私も水断食を経験したことがありますが、続けると体に負担がかかります。動けない、立てない、きつい。断食は体からの声を聞くことと前述しましたが、水断食では体からの悲鳴が聞こえてきます。

水断食は断食をよくわかっていない断食初心者、また断食にストイックになっている人が陥りやすい罠（わな）です。水しか摂らないのですから、当然体重は減ります。それが成功談のようにネットなどでも紹介されています。

しかし、水分だけを摂取した場合、体内の塩分が尿から排出されるのでむくみが取れるだけと考えられます。むくみが取れることによる水分量としての体重減、また、糖新生によって筋肉が分解されることで筋肉分の体重減少でしかありません。つまり、健康的な体重減ではないのです。しかも、水分や筋肉量が一時的に減っているだけなので、すぐにリバウンドします。

一般的な断食施設や断食本では、ある程度のカロリーを摂りながらの断食を推奨しています。栄養管理をしっかり考え、内臓に負荷をかけないように飲み物や流動食で栄養分を補いながら、ゆっくりと行います。すると体は本来と変わらずに動けるし、筋肉量も減らずにすみます。

私の断食施設ではスーパーフーズである「モリンガ」を使ったジュースを提供していますが、タンパク質も多く含まれるため、筋肉量を落とさずに断食できる利点があります。宿泊中のみなさんは散歩にも出かけますし、ゴルフにも行きます。

水断食ではこうした活動はとても無理でしょう。それこそ、何もできずにボーッと伏せているだけになります。また水断食では油分やビタミン、ミネラルなどの補給もできないため、肌がカサカサになるなど、見た目にも影響が出ます。

断食ハイも得られずに、まさに修行となってしまいます。断食は健康に有効な手段です。しかし、水断食に限らず、方法を間違うと逆に健康を害する結果になるので注意してください。

正しい断食のルール②
断食中の栄養補給
断食中でも少量のカロリーは必要

断食中はまったく体内にものを摂り入れないわけではありません。制限するというのが正しいやり方です。

特に水分は必要不可欠です。しかし、断食中は胃や腸が空（から）になっているため、コーヒーや濃い緑茶など刺激の強いものは避けたほうがよいでしょう。だからといって、前項で述べたように水だけでは栄養不足に陥ってしまいます。

断食は腸を休ませ、腸内環境を整えることと前述しました。ただ、腸内環境を整える善玉菌は食べ過ぎても、食べなさ過ぎても減ってしまいます。そのため、断食中でも、ある程度のカロリーを取ることが求められます。

断食施設の多くでは酵素ジュースやりんごジュース、野菜ジュースなどが採用されています。私の断食施設ではモリンガジュースを提供しています。これらの飲み物に共通しているのは、ビタミンやミネラル、そして少量のカロリーが摂取できる点。

こうしたメニューは腸も休まり、善玉菌は増え、悪玉菌は減り、腸内細菌が減ることはありません。さらにカロリー、ミネラルも取れるなど、いいことづくしです。

発酵食品という観点では、ビフィズス菌などのヨーグルトや味噌汁もおすすめです。

もし、自宅で断食をするなら、断食中は具なしの味噌汁のみとし、回復食はヨーグルトにするといいでしょう。酵素ジュースがあれば、一食分を味噌汁に変えると、味に飽きることはありません。味に飽きてしまったら、意外に味噌汁にモリンガを入れるパターンで一食を置き換えてもいいかなと思います。

断食はストレスが溜まるので、自分で工夫していろいろな味でやるのがおすすめです。家族にも協力してもらう必要もあります。

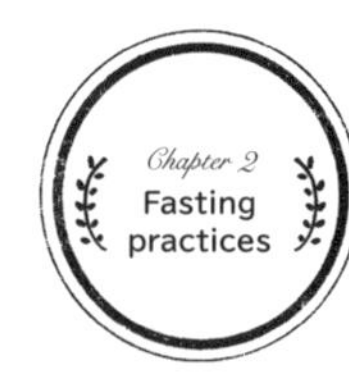

正しい断食のルール③
断食中のNG行為

コーラやコーヒーなどの刺激物はNG

断食中のNG行為としての一番は食べないことです（笑）。

特に断食施設「海の杜（もり）」では1日に必要なカロリーを計算して提供しているため、散歩やウォーキングなど外出も可能です。断食中でも動けるのなら動くこと、散歩してカロリー消費してほしいのですが、外に出ると誘惑が多いのも事実。視覚や嗅覚から食欲に負けてしまうこともありえます。その際は逃げてきてください（笑）。

あとは眠さやだるさなどを感じるケースも多いです。その際は無理せずに、そのまま体や気分に委（ゆだ）ねてください。体や生命力がそうしなさいといってるのですから。「今オフです」と体が教えてくれているので、無理に動かなくても構いません。

すごくよく眠れるようになるため、断食施設の宿泊客からは「ここの枕はどこの枕を使ってるの？」と質問されますが、枕が原因ではありません。眠くなるのも好転反応のうちの一つです。

そんな断食談義を、みんなでするのも断食施設のよい点です。断食談義は楽しいようで、ベテランさんはみんなに教えてあげたりもしています。お風呂でおしゃべりをしすぎてのぼせちゃう人もいますし、女性は特にクチコミでいろいろなところへ広げてくれるのでありがたいです。

断食中の飲み物は基本はお茶類をすすめています。コーラやコーヒーは避けてください。断食施設「海の杜」ではモリンガ茶を出してます。ノンカフェインで安心であり、なおかつ栄養が豊富です。また食物繊維も含まれているため、便秘にも効果的です。

以前に勤めていた断食施設では部屋の掃除に訪れると、缶ビールの空き缶が捨ててあったことがありました。断食施設のため、アルコール類は禁止にしていましたが、どこかで購入して持ち込んだのでしょう。

断食中のアルコール摂取は危険です。空腹状態で吸収が早いため、すぐにアルコールがまわりやすくなっています。もしかしたら、急性アルコール中毒になる可能性もあります。

その時の宿泊客は特段影響はなかったようですが、せっかく断食をするためにお金を払って訪れているのにもったいないと思いました。

休肝日として断食施設を利用する人も多いです。「ここに来るのは1年で1回、お酒を断つためだ。だから私にとっては断食かつ断酒なんだよ」という人もいます。

どうしても断食がつらい場合は、黒糖をなめることをおすすめします。断食施設「海の杜」でも黒糖の飴をオマケにつけてます。ちょっと運動したりするとカロリー消費が多いので、低血糖にならないようにするためです。頭痛がどうしてもひどいという人も、黒飴をなめたりすると、よくなることが多いようです。

たまに「カロリーがないから、ところてんを食べてもよいでしょうか?」という人もいますが、ダメです。胃腸が消化活動をし始めますし、断食がなし崩しになってしまいます。

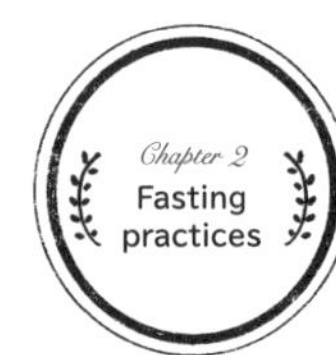

正しい断食のルール④

断食明けの回復食

適切な補食をするまでが断食

補食（回復食）とは、断食後から普通食に戻すまでの期間のことをいいます。

いきなり普通食に戻したり、食欲に委ねて食べ過ぎたりすると、かえって体調を崩すこともあり、断食療法の成否はこの補食がうまくできるかどうかに関わっています。

断食はある意味、誰でもできます。ただ、我慢すればいいだけですから。しかし、補食はそう簡単にはいきません、この補食が一番難しくて一番大事だといっても過言ではありません。

断食をすると胃や腸はきれいになります。それはまるで、赤ちゃんの消化器管のようです。そんな赤ちゃんにお腹が空いたからといって、トンカツや天ぷらを与えるお母さんはいないでしょう。それと同じで、断食明けのきれいな胃には、

食の回復食の目安

断食日数×2/3食

3日断食の場合

回復食 （断食明け）	断食3日目	断食2日目	断食1日目	
大根おろし 梅干し 重湯	断食	断食	断食	朝
大根おろし 梅干し おかゆ	断食	断食	断食	昼
※普通食でも揚げ物や肉類はNG。消化によいものを心がけましょう。 普通食 干物 ごはん 味噌汁	断食	断食	断食	夜

7日断食の場合

回復食 2日目 （断食明け）	回復食 1日目 （断食明け）	断食1～7日間	
おかゆ 大根おろし 梅干し	重湯 大根おろし 梅干し	断食	朝
普通食 干物 ごはん 味噌汁	重湯 大根おろし 梅干し	断食	昼
普通食 干物 ごはん 味噌汁	おかゆ 大根おろし 梅干し	断食	夜

りません。

赤ちゃんの離乳食と同じように、重湯など胃に負担のないものを与えなければなりません。

断食をすると体内の巡りはよくなり、内臓の機能が良好な状態になっています。

また断食によりしばらく食べ物が入ってこなかった体は、「このまま食べ物が摂れなかったら危険」と考え、入ってきた栄養素はすべて吸収しようと頑張ります。

この時に、いつものような量を食べてしまうと、一気に吸収し、リバウンドしてしまうのです。

断食明けの回復食には、断食期間の長さにもよりますが、

断食日数×3分の2食分

と考えるのがよいでしょう。3日間断食したら、2食分を重湯、おかゆとして徐々に増やしていくことをおすすめします。

断食明けの重湯は大根おろしも一緒に摂り、消化作用を促(うなが)すとよいでしょう。

また、おかゆには味噌汁や納豆なども一緒に摂りましょう。

断食の達人が教える断食プラン①

プチ断食メニュー「1日断食」

空腹感を知ることが大切

土曜日や日曜日などの休日、平日でも構いませんが、1日朝・昼・晩の食事を抜く「1日断食」。翌朝は重湯やおかゆなど軽いものを補食としてください。

現在、「月曜断食」という方法が流行っています。食べ過ぎを防ぐという観点では、1日でもやることに意味があります。

断食を行うとわかりますが、体は食べ物を欲しません。食べ物を欲するのは脳なのです。空腹よりも、味わってない、食べてない、噛んでないということのほうが、つらく感じます。そのため、冷蔵庫やテレビ、食べ物を見なければ、我慢できます。レストランを見ればお腹は空きますが、食べ物に接しない環境にいるうちはお腹が空かないのです。なぜなら、必要な栄養素は取っているから。というよりも、基本的に、今までが食べ過ぎたのです。

プチ断食プラン（半日断食、1日断食）

半日断食

前日の夜	普通食（腹八分目） アルコールはNG
朝食	断食 断食に適したドリンク類、お茶などの水分補給はこまめに
昼食	断食 断食に適したドリンク類、お茶などの水分補給はこまめに
夕食	おかゆ＋梅干しや大根おろしなど

1日断食

前日の夜	普通食（腹八分目） アルコールはNG
朝食	断食 断食に適したドリンク類、お茶などの水分補給はこまめに
昼食	断食 断食に適したドリンク類、お茶などの水分補給はこまめに
夕食	断食 断食に適したドリンク類、お茶などの水分補給はこまめに
翌日の朝	重湯もしくはおかゆ＋梅干しや大根おろしなど
昼食以降	普通食に戻す

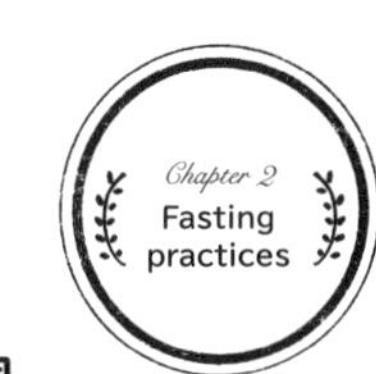

断食の達人が教える断食プラン②

プチ断食メニュー「週末断食」

週末の休日を利用して断食する

週末の土曜と日曜の休日を利用して断食するプランです。金曜の夜から始めて、土曜の3食、日曜の朝、昼まで断食を行い、日曜の晩ご飯を重湯かおかゆの補食にするというもの。

断食中はこまめな水分摂取を心がけてください。普段食べる食事には、汁物以外にも1リットル近い水分が含まれています。その分も含め、1日2〜2・5リットルの水分を摂るようにしましょう。

昼間は1〜2時間、散歩やウォーキングなど適度な運動をしてください。ストレッチもリフレッシュできておすすめです。ただし、激しい運動は避けてください。無理に運動すると低血糖の症状（動機、冷や汗、手足に力が入らない、震え、意識障害など）を起こすことがあります。

週末断食プラン

金曜	夕食	普通食（腹八分目） アルコールはNG
土曜	朝食	断食　断食に適したドリンク類、お茶などの水分補給はこまめに
	昼食	断食　断食に適したドリンク類、お茶などの水分補給はこまめに
	夕食	断食　断食に適したドリンク類、お茶などの水分補給はこまめに
日曜	朝食	断食　断食に適したドリンク類、お茶などの水分補給はこまめに
	昼食	回復食 **重湯** （梅干しや大根おろしなど）
	夕食	回復食 **おかゆ** （梅干しや大根おろしなど）
月曜	朝食	普通食（腹八分目）
	昼食以降	普通食に戻す

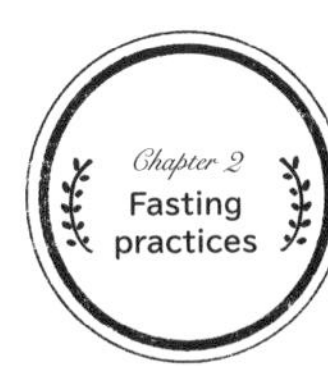

断食の達人が教える断食プラン③

1週間断食メニュー

1週間後は断食を続けたいと思うようになる

1週間以上の断食はなかなか自宅では難しいと思います。断食施設を利用することをおすすめします。

1週間断食と聞くと、途方もないと思うかもしれませんが、断食施設では最もポピュラーなプランです。断食常連者はほぼ1週間滞在し、断食を楽しんでいます。

溜まっている便の排出を考えるなら、断食を3～4日、完全にすべての臓器を休ませるなら、1週間の断食をしてほしいと私は考えます。

断食は3日目が一番つらいと多くの人が訴えます。胃腸が空になり、反応が出始めたころ。そしてまだ食べたいという脳の感覚があるからです。

4日目から空腹感は和(やわ)らぎ、5日目、6日目はもう食べたいという感覚がなくなります。7日目の断食明けのころには、「まだ断食を続けたい」「これで食べてしまったら、体の中に悪いものが入ってしまう」という人もいました。

断食を1週間行うと、未知との自分に出会えます。こういうと、怪(あや)しい話に聞こえてしまうかもしれませんが、幸福感が得られるのです。朝日がきれい、緑を見るだけで幸せだと。1週間ほど断食した人はみなさん、口を揃えていいます。

断食を1週間続けると、五感も鋭くなってきますし、断食明けに何か食べた時には味覚が敏感になります。匂いも何倍も感じるようになります。吸収もすごくよくなるため、今まで食べてもたいして吸収しなかったものを、ガンガン吸収してしまうのです。

そのため、前述しましたが、戻す作業である補食（回復食）が重要となります。

断食中は軽い運動をおすすめします。中にはゴルフに行く人も多いです。

血液がきれいになったからなのか、毛細血管への巡りがよくなって視力がよくなるというのです。研究データはありませんが、その人曰(いわ)く「よくゴルフボールが見える」と喜んでいました。私が勤務していた断食施設にも、プロゴルファーがよく訪れますので、あながちウソではないと思います。

1週間断食プラン

断食前日	(夕食) 普通食(腹八分目) アルコールはNG	
1日目	(朝食) 断食 (昼食) 断食 (夕食) 断食	**断食中** ・断食に適したドリンク類 モリンガジュース、酵素ジュース、無糖の野菜ジュース、など ・お茶などの水分補給はこまめに ・1日1食は具なしの味噌汁 ・梅干し、レモン、黒糖も摂り入れる
2日目	(朝食) 断食 (昼食) 断食 (夕食) 断食	
3日目	(朝食) 断食 (昼食) 断食 (夕食) 断食	
4日目	(朝食) 断食 (昼食) 断食 (夕食) 断食	
5日目	(朝食) 断食 (昼食) 断食 (夕食) 断食	
6日目	(朝食) 断食 (昼食) 断食 (夕食) 回復食 **重湯** (梅干しや大根おろしなど)	
7日目 ※普通食でも揚げ物や肉類はNG。消化によいものを心がけましょう	(朝食) 回復食 **重湯** (梅干しや大根おろしなど) (昼食) 回復食 **おかゆ** (梅干しや大根おろしなど) (夕食) 回復食 **普通食** (ごはん 味噌汁 干物など)	

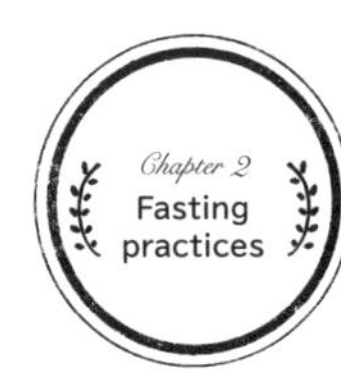

断食の達人が教える断食プラン④

10日間以上の長期断食メニュー

長期断食の注意点

断食を10日以上行う長期の断食は決して一人で行わないようにしてください。断食施設でも長期の宿泊客には体調管理や栄養管理、補食のタイミングなどを、スタッフがいつも以上に気にかけています。

体調は個人個人、そして日々変化するため、長期の断食はそれほど難しいのです。

15日以上の断食については前ページで紹介した1週間断食メニューを2回行う形で進めることをおすすめします。つまり、1週間ごとに重湯、おかゆの回復食を挟むこと。そうすることで栄養不足を補い、体に負担をかけない断食ができます。

体重、体温は毎朝測り、鏡で表情や姿などの確認を怠らないこと。自分の体の変化を、いい意味でも悪い意味でも確認することが大切です。

3カ月の断食に挑戦した女性

私が勤めていた断食施設で3カ月の長期断食にチャレンジした人がいました。40代女性の色白で、どちらかというと少し太り気味のHさんです。子宮に3キロの大きな腫瘍があり、半年後の検査で腫瘍が小さくなってなければ手術を医師から宣告されていました。しかし、Hさんは子宮をとる手術をためらい、一縷(いちる)の望みをかけて3カ月間の断食を行うことにしました。断食による自然治癒を求めたのです。

これが私が見た限りでは最長の断食期間です。

その時のプランとしては、最初の2カ月を断食して、その後の1カ月はゆっくり食事を元に戻していく期間としました。もちろん、断食中も朝昼晩の野菜ジュース、具なし味噌汁、梅干しやレモンなどは摂ります。

途中で様子を見ながら中断することも想定し、断食をスタート。いろいろと心配をしていましたが、本人は何ともなく順調に断食を行っていました。最初は湿疹(しっしん)が出たり頭痛があったりもしましたが、これは断食の好転反応です。10日を過ぎたころからは、ほとんど空腹感も脱力感もなくなり、普段通りの生活を過ごしていました。

断食が30日を過ぎたころ、何よりも変化したのは体型でした。断食しているので当たり前ですが、どんどん痩せていき、そしてどんどん肌がきれいになっていったのです。女性スタッフがみな、「私たちも3カ月断食したい」とうらやむほどです。

少し小太りの可愛らしい女性が、色白の素敵な女性に変身していったのです。その後も断食が進むにつれ、元気になっていきました。

計画通りに60日間の断食を遂行し、補食期間に入っていきました。少しずつ食事を元に戻していく。実はこれが大変でした。最初はほんの少量の重湯（玄米ごはんをペースト状にしたもの）と、他に具なしの味噌汁と大根おろしだけ。それを5日間ほど続け、次の段階では温野菜をペースト状にしたものを提供しました。段階的に量を増やしていきますが、補食の初期期間は離乳食のようなもののみで様子を見ました。長期間断食をすると、消化器官はとてもきれいになっているため、離乳食から食べていき、そして少しずつペースト状から粒状の物にしていきました。

ただ、急ぎ過ぎたのか、補食1週間で粒状に変えたところ、消化不良による胸やけや腹痛の症状が出てしまいました。そのため、一度補食をストップし、もう一度、断食をしてもらいました。もちろん断食期間にもジュースなどは摂ります。断食の振り出しに戻ったものの、本人曰く「断食のほうがうれしい」とあっけらかんとしているのが救いでした。そして再度、補食を始めました。今度は前回より、もっとゆっくり、本人の具合を確認しながら、焦らず行いました。

2週間ほどしたころからおかゆが食べられるようになり、食欲も出てきて67日目に、いよいよ退所の日を迎えました。さすがにこれだけの期間の滞在だとスタッフとも仲よくなり、別れの時は涙の別れとなりました。

「本当によく達成しました」

最後は本当に肌がツヤツヤできれいになっていました。しかし、目的はそれではありません。退所後、病院で検査をしたら、3キロあった筋腫は小さくなり、手術の必要がなくなったそうです。そんな報告の手紙をいただいて、スタッフ全員で喜んだことを覚えています。

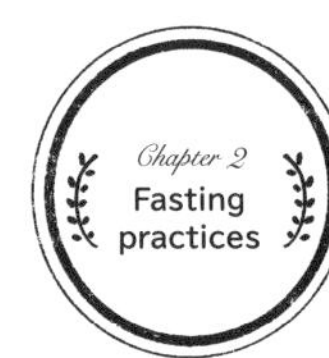

断食による体の反応

デトックスの症状

断食で体調が変化するのは当たり前

断食はいわばデトックス（毒出し）です。そしてそのデトックスによる症状はさまざまです。

その代表的なのが宿便です。断食を始めて、だいたい3日ほどで宿便が出ます。宿便は明らかに黒いのでわかります。ただ形状はさまざまで、硬い人、コロンと出てくる人、海苔みたいに黒いべっとりしたものが出る人もいます。

そのほかにも口内炎になる人もいます。舌が真っ黒（舌苔）になったり、尿が黄色くなったりもします。ただ、こうした反応を見ると、断食の成果を感じます。

頭痛や吐き気が出る人もいます。だいたい3日目で脂肪を燃やそうとする時に反応が出てくるのです。要は新たに補給されたエネルギーがないため、体内に蓄積されている脂肪を燃やそうとして反応が出てくるのです。

体内の老廃物を排出する割合

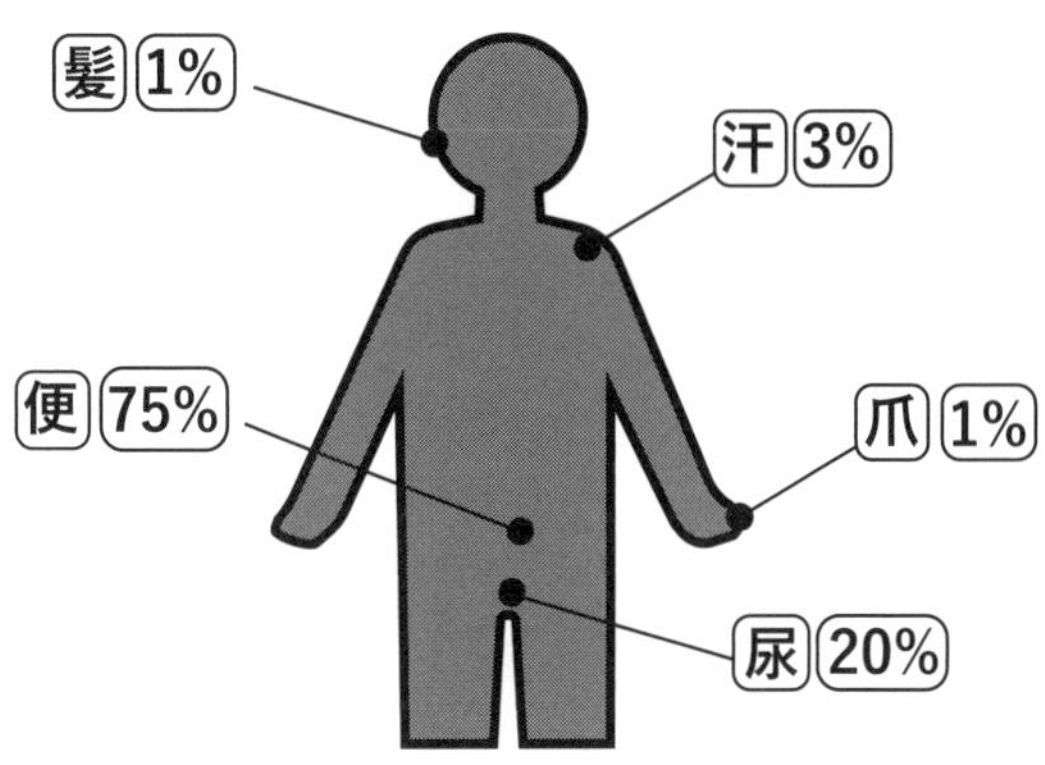

頭がボーッとしてくるのはエネルギーが足りなくなってくるから。頭痛は我慢できるくらいの痛さではありますが、ずっと痛むという人もいます。ただ4日目になると、生まれ変わったように頭がスッキリした、という人もいます。

こうした好転反応は栄養素を入れてあげると、改善される場合もあります。

好転反応には個人差があり、1週間経ってやっと反応が出てきたという人もいます。抗ガン剤やステロイドを服用している人は、デトックスが遅い、または長くかかる場合があります。

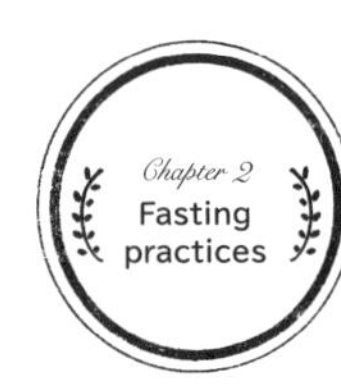

断食の好転反応①
空腹感

空腹は血糖値の上下により感じるもの

そもそも断食は、「食を断つ」ことなので、食べなければ空腹になるのは当たり前です。しかし、現代人は毎日が過食状態であり、朝ごはんを食べたらすぐにランチが来ます。続いておやつを食べる人もいれば、夕食をダラダラと食べて、夜食まで嗜む人もいる。これほど現代人の胃腸はフル稼働しながらも、何かしら食べ物を留めているのです。

そうなると、本来人間が感じるべき空腹感を、実はあまり経験していないのではないでしょうか。クーっとお腹が鳴っただけで、お腹が空いた気になり、何かを食べようと機械的に食事に手を出してしまっているのです。

しかし、断食をすると1食抜くだけでも空腹感に襲われます。2食目で強い空腹感に驚く人もいますが、断食が2日間におよぶと体が慣れ、強い空腹を感じる

空腹感が起こる仕組み

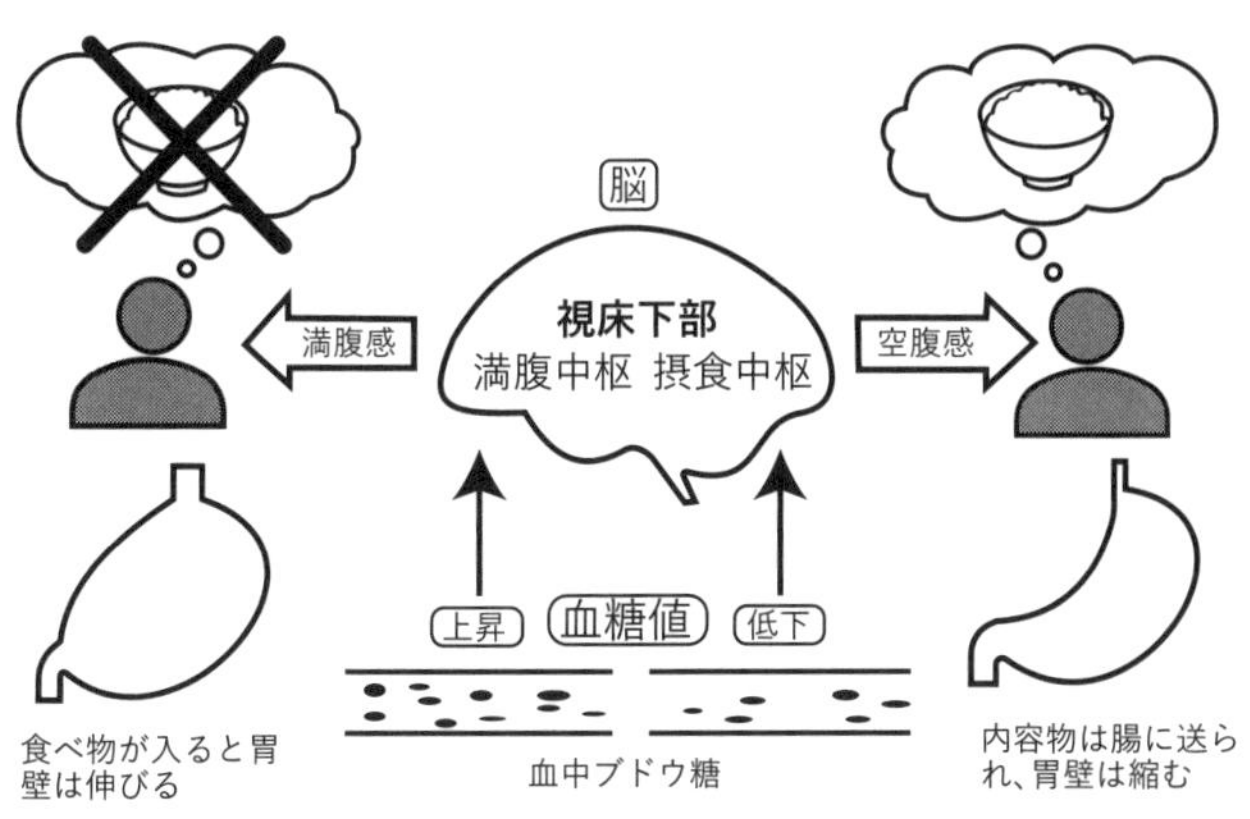

ことがなくなっていきます。

これは単に断食に慣れているのではなく、空腹のメカニズムでも検証されています。

そもそも空腹とは胃腸で感じるように思われますが、そうではありません。食事をすると血糖値が上がったり下がったりしますが、それにより空腹を感じるのです。そのため、血糖値が最低限の場所で安定をしていれば、それを感じることがなくなるという研究データがあります。

空腹との闘いは、意外にも1日だけという体験者の声が多いのは、そのためなのです。

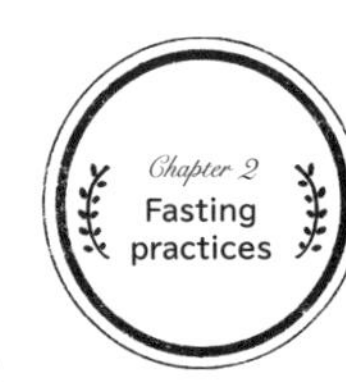

断食の好転反応②
倦怠感
体内のエネルギーを消費している証

好転反応とは、体がよくなろうとする過程で起こる一過性の反応ですが、その中のひとつに、だるくなる、体が重いといった倦怠感があります。

そもそも好転反応は、漢方薬などの治療やマッサージ、鍼灸などの自然的な健康治癒の過程で出る、頭痛や吐き気、下痢や吹き出物といった症状が顕著ですが、これらの症状は細胞の毒素や老廃物が血液中に流れ出る影響で起こる一時的な症状で、次第に治まっていくのが通例です。

その好転反応の第一段階で現れるのが、倦怠感です。

細胞から排出された毒素や老廃物が血液へと流れ出すことで倦怠感や疲れ、場合によっては発熱が起こります。これは、断食を始めておよそ1～2日目から感じ始める人が多く、仕組みとしては糖質が体に入らなくなったために、肝臓や筋

断食中のエネルギー代謝

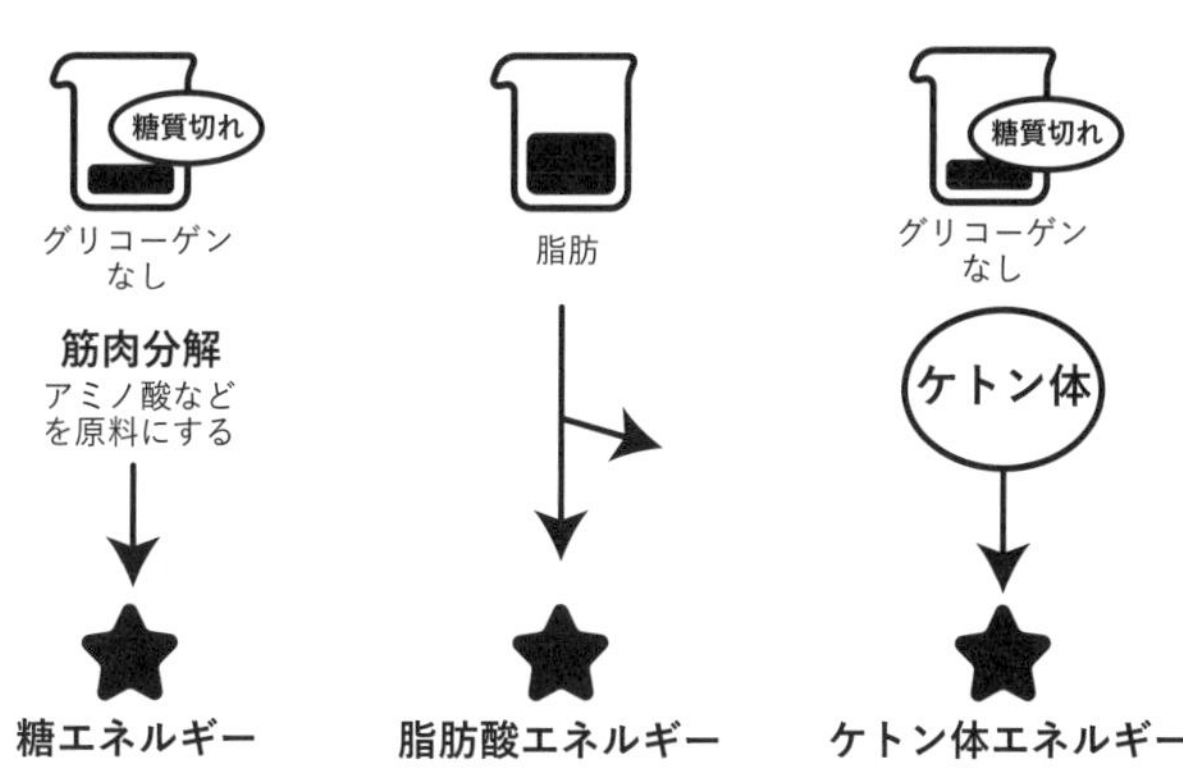

肉に蓄えられた糖質を臨時として体が補給することで起こるといわれています。

また、体が飢餓状態として細胞へSOSを発信し、細胞が自分自身の中で貯蔵していた古いタンパク質を分解、新しいタンパク質を生成する機能が働くことでも、倦怠感が生まれます。

特に日ごろの食生活が乱れている人や肉や砂糖を多く摂取している人は好転反応が現れる可能性が高く、倦怠感を強く感じるようです。

倦怠感に襲われても、横になって体を休めることで症状の緩和につながります。

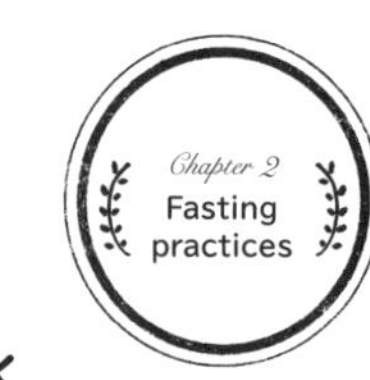

断食の好転反応③
頭痛

水分や糖質補給で改善される

断食中、頭痛がつらいという人は多いです。早い人は断食開始の1日目から感じ、多くの人は3日目あたりから経験をしますが、断食の期間に比例して発生する可能性が増加するというデータがあります。

この理由は医学的には解明されてはいません。ただ、血糖値が急に低下することで頭痛が起こることがあります。また、血液中の血糖の低下を補うために、血液中にケトン体が大量に放出されることで頭痛や眠気、倦怠感などが起こるともいわれています。

さらには、水分不足や糖質不足によって引き起こされるといわれており、水分や多少の糖分（黒飴など）を摂取すればよくなる人もいるようです。

断食によって起こる頭痛は緊張型頭痛といって、締めつけられるような痛みが多いことも特徴的です。もし、強すぎる頭痛を感じる人は、一時的に断食を中断して医師の診察を受けたほうがよいケースもありますが、先ほどの水分と糖の補給をする、睡眠をとるなどで対処して我慢できるようであれば、好転反応の一種と考えてもよいでしょう。

また、日ごろからカフェインをたくさん摂る人、アルコールやタバコを嗜(たしな)んでいる人も、離脱症状から頭が痛くなるパターンもあるようです。その場合は、断食をする前から、カフェインやアルコール、タバコの摂取量を減らしておくことで解決します。

断食に入る1週間ぐらい前からスイーツ、ジュースなどの甘い物を控え、血糖値の乱高下を引き起こさないよう準備しておくことが重要です。また、添加物を多く含む、インスタント食品やコンビニ弁当、スナック菓子なども肝臓に負担をかけ、断食中の頭痛が出やすい傾向になります。

頭痛の原因は断食によって引き起こるのではなく、普段の生活習慣や食習慣の影響によるものが大きいです。不摂生な生活習慣が好転反応という形で、自身の体に負担をかけていることがわかるでしょう。

断食の好転反応④
眠気・目ヤニ

断食2日目が眠気のピーク

断食をするとよく眠れる、イコール眠気に襲われるということでもあり、眠気も好転反応の一種です。眠気と頭痛は2大好転反応といわれているほどです。

通常、人間の体は食べ物を摂り入れることで、エネルギーを消費して活動ができますが、断食をすると食べ物から生まれるエネルギーが枯渇(こかつ)します。すると、体はおのずと活発に動けなくなり、体が余計なエネルギーを放出させないように働くのです。つまり省エネと同じ原理で、眠気が発動されるといえます。

また、断食すると低血糖に陥るため、頭がボーッとして思考が鈍(にぶ)くなります。それゆえに眠気が生じるともいわれますが、いずれにせよ、毒素を排出する過程ですので、眠気に関しても時間とともに徐々に症状が和らいでいくでしょう。

断食の2日目が眠気のピークともいわれています。体内のグリコーゲンを使い果たし、筋肉を分解しながら、徐々に脂肪をエネルギーに変え始めるタイミングのため、眠気を引き起こします。ただ、脂肪を燃焼してエネルギーへと変える回路に入れば、体が安定してきて眠くならなくなります。

目ヤニは、異物が目に侵入した際に起こる免疫反応として現れますが、代謝の活動によって作られる目ヤニもあります。目も皮膚と同様で、毒素を排出した証。皮膚に現れるのがニキビだとしたら、目ヤニは目から毒素が排出されたもの。断食後、視力がクリアになったという人がいるほど、スッキリしたという声も上がっています。

通常の生活でも朝起きると、目ヤニや鼻水、トイレに行くと黄色の尿が出るはずです。これは就寝中に出た体の中の老廃物が、朝しっかり出るという仕組みで、寝ている間にデトックスしているのです。断食ならば、特にそれが如実に実感できます。

質のよい睡眠でしっかりデトックスができ、体の軽さがわかる目覚めは断食の特典ともいえるものです。

断食の好転反応⑤

吹き出物・肌荒れ

一時的に肌状態は悪化するが心配無用

好転反応とは、体が毒素や老廃物が体や血液を流れるために一時的に起こる症状で、体に蓄積された老廃物が多ければ多いほど、好転反応が大きく出るということがわかっていますが、はっきりと現れる老廃物の代表は便と尿です。続いて、体の外側に出るものとしては汗と皮脂。汗と皮脂が大量に出ることで、ニキビや吹き出物、肌のカサカサといった肌荒れにつながる人も多いようです。当然それは、それまで過剰摂取していた食事の老廃物、処理しきれずに腸に留まっていた残滓や毒素が排泄されていく過程で、皮膚などの表面上に吹き出物が現れるから。

これらは断食の効果でも記述しました、「肌ツヤがよくなり、美肌になること」に通じており、断食が進むと肌は落ち着き、逆に断食前よりも美肌になるという人が多いので安心してよいといえます。

広範囲に湿疹（しっしん）やじんましんが出る人もいます。ただ、次第にそれは引いていくはずですので、それほど気にしなくてよく、むしろ体内の毒素が出ている証拠だと考えましょう。

アトピー性皮膚炎の人が断食をしたら、一度はアトピーがひどくなり、断食を進めていくうちにみるみるうちにきれいになった、というのも同じ効能です。

断食による好転反応は、最も状態が悪い部位の反応が出て、そこが治り始めると、次に状態が悪い部位の反応が出始めるという点も特徴です。

ただ、好転反応ではなく、断食によるストレスや環境の変化によって湿疹やじんましんが出たり、皮膚疾患がひどくなる場合もあります。個人差もありますが、好転反応が緩和する断食3日以降にも湿疹やじんましん、肌トラブルが治まらない場合は断食を中止する、または医師の判断を仰ぐなど、注意したほうがよいでしょう。

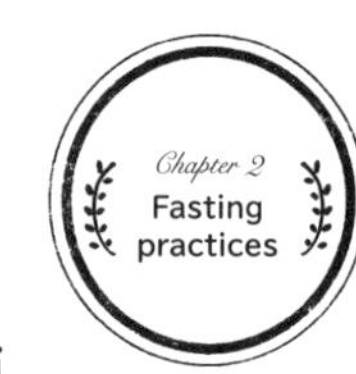

断食の好転反応⑥
下痢・便秘
便は断食効果を視覚化するもの

好転反応の症状には、個人差があります。時には、「お腹が緩(ゆる)くなる」「下痢をする」という症状も出ますが、これは断食をすることによって、これまでにないほどのデトックス効果が作用して下痢が起きるケースです。

一般的な下痢は、食中毒や食べ過ぎ、体の冷えによって引き起こされることが多いのですが、断食の最中は固形物はとらず、基本的には水分だけを補給します。そうなると胃腸に運ばれてくるものは水分だけになり、胃腸は栄養を吸収する作業を休むことができます。

つまり、栄養を吸収する活動がなくなった分、水分の排出作用が大きく働くので、下痢が引き起こされるという仕組みです。

逆に、便秘になるという人もいます。それは、これまで食べ物から栄養を吸収していた腸が、突如として食べ物が入ってこなくなったことによって驚いたサイン。腸が緊急事態を感じて、栄養素のなくなった搾り(かす)カスをも溜め込もうとして引き起こります。

とはいえ、次第に腸も、体内に溜まった余分な老廃物などを排出することに働きが向いて、便秘は一時で終わることが多いでしょう。

断食期間が進むと、やがては黒い便が出るケースもあります。これはいわゆる「宿便」ともいわれており、これまで排出されずに腸内で溜まっていた便を指すこともあります。

緑や黒っぽい便が出る、コロコロしたウサギのフンのような便が出るなど、さまざまなケースがありますが、いずれにせよ断食後の腸は爽快です。宿便を出したくて断食をするという人も多いです。

下痢、便秘、どちらの好転反応にしてもお腹の中はデトックスされますが、水分だけはしっかりと補給しておきましょう。

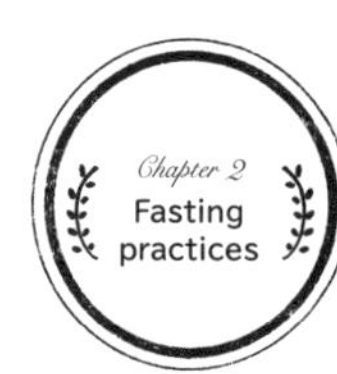

断食成功のカギは断食明けにある!?
断食後のライフスタイル

揚げ物や飲酒の解禁はいつ?

重湯、おかゆ、普通食を得て、晴れて断食期間は終了となります。

ただ、こうした補食を食べて上がりではありません。断食の効果を1日でも長く延ばすために、日ごろの食生活を見直すきっかけにしてほしいです。

きちんと補食をとって徐々に日常食に慣れてきたら揚げ物を食べてもOK。ただ、そこまでやった人は罪悪感がありますよね。よく噛んで腹八分目にしてもらえれば、いいかと思います。

基本は断食明け4日目以降は何を食べてもいいです。

断食中に酵素ジュースを飲んでいた人が継続して飲み続ける場合もあります。

酵素ジュースは決められた時間に飲まないといけないわけではなく、1日の本数を決めて、好きな時に飲み干すという断食です。それ自体には問題ありませんが、日常でもそれを行うと、栄養過多や食生活のリズムの乱れが生じます。

断食をする時はする、そして回復食をきちんとすることに意味があります。

断食施設に1年に1回、お酒を抜きにくる人もいました。「お酒は断食後にはよくないのか？」とよく聞かれますが、体内の巡りがよくなる分、断食明けのお酒はまわりが早いと思います。逆に、血流がよくなり、体内の細胞の活性化にもなるので、おのずと老廃物を排出してくれます。あまり飲み過ぎずに適量であれば問題ありません。

ただし、お酒の酔いで理性が損(そこ)なわれ、つまみなどを多く食べてしまい、せっかく小さくなった胃が元に戻ってしまうことも考えられます。

断食明けは体内がリセットしている状態です。

とにかく断食を明けた時に解放感でどか食いするのが一番悪い。断食によって耳にした、いつもは聞けなかった内臓の声を忘れずにいてください。

教えて！
断食マスター

断食Q&A

Q 断食は、誰でもできますか？ 病気の人は？　年齢制限は？

A 健康な人なら何歳でも問題なし！ ただ、病気治癒目的の人は医師に相談を

基本的には健康な方なら何歳でも大丈夫ですが、成長期のお子さん、妊娠中の人、高齢で虚弱な人は避けられたほうがよいとされています。また、断食は重い疾患がない限り、基本的にはできますが、現在病気に罹（かか）っている人や通院または薬を服用されている人は主治医に必ず相談し、その指示に従ったほうがよいでしょう。

よく「生理中でも断食は大丈夫でしょうか？」という質問を受けますが、特に差し支えありませんと答えます。ただ、断食中は生理の予定日ではなくても、生理が始まることがよくあります。これも好転反応のひとつ。デトックスの反応で汚れた血液を体外に出しているからといわれています。

断食が体力的に無理な人や体質的に合わない人もいます。ただ、私が見てきた21年間で、途中でギブアップした人は1人だけでした。わざわざお金を払って断食施設に来ている人ばかりを見てきたので当然といえば当然でしょうが、断食未経験の人たちが思っている以上に断食はつらくありません。小学生も大正生まれのおばあさんもやり遂げているのを目撃しています。

ようやく出会えた
最高の断食フード
「モリンガ断食」

断食に合う新たな食材を求めて
奇跡の木「モリンガ」との出会い

オリジナルの断食ジュースを作る

私は52歳の時に断食施設をオープンさせました。断食についてのノウハウや経験は人一倍あると自負しています。断食施設としては利用者が安心・安全に断食できる場を提供することが重要となります。

温泉やアクティビティなどの設備、周辺環境も大切ですが、やはり断食中の栄養管理が大切なのはもっともなことです。

そのため、オープンするまでの間、提供する断食食についてずっと考えてきました。

私は以前からさまざまな断食施設を訪れ、自身で断食を経験してきました。その中で野菜ジュースや酵素ジュース、酵母ジュースなどさまざまな施設での栄養補給食品を試してきました。

どれも効果的であることはわかっています。しかし、自分で運営する断食施設では従来のものと差別化でき、そしてどんな症状の利用者でも適する画期的な食品はないかと模索していました。

「病気療養、体質改善、ダイエット、メンタルケア……、これらの人たちに共通して、さらに安全な新しいジュースはないのか……」

やはり、せっかく自分がオーナーの断食施設をオープンするのですから、どこにもないオリジナルの断食メニューを提供したいという気持ちがありました。基本はビタミンやミネラルに富んだ、りんごやにんじんをベースにしたジュースに、何かオリジナルものを加えようと考えていたある日、リフォームするために伊豆に来ていた設計士さんとの他愛のない会話から一つのキーワードが出てきたのです。

「吉田さんは断食施設をオープンするのですよね？　断食は今ブームですもんね。私の知り合いでも1カ月間断食した人がいますよ、『モリンガ』で」

「モリンガ？」

初めて聞く単語でした。

「その知り合いは、『モリンガだったら、断食を1カ月できる』といってましたよ」

当時、私のところには断食施設をオープンするということで、さまざまな健康食品関連のセールスがありました。そのため、その知り合いも「ああ、モリンガという健康食品のセールスマンなんだ」と訝(いぶか)しく思い、さらっと流したのです。

ただ、どうもモリンガというものが気になります。インターネットで調べると、どうやら豊富な栄養素を含む植物だということがわかりました。

翌日、「モリンガを売っている人なのかな?」と思いながら、その設計士さんに電話をしました。

すると、その人もモリンガ断食をした人もまったく別の職業をしており、深い知り合いではないことがわかりました。

こうして私は「モリンガ」というものを知ったのです。

「もしかすると、今までにない断食の新たなスタイルが確立できるかも!」

私はモリンガについて調べることにしました。

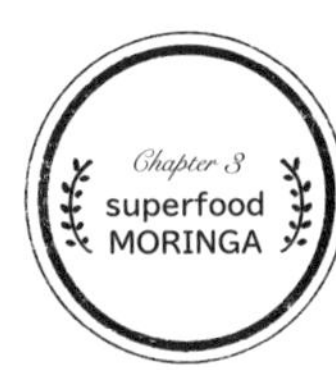

世界で愛用される健康食材

スーパーフード「モリンガ」とは？

90種類以上の栄養素が含まれるモリンガの葉

モリンガとは、ワサビノキ科の樹木ワサビノキの通称名です。成長が早く、成木では高さ5～10メートルにもなるそうです。

原産地はインド北西部のヒマラヤ山脈。亜熱帯、熱帯地域の気候を好み、アジアやアフリカ、西インドや中南米など多くの国で栽培されています。瘦せた土地や病害虫に強いため、無農薬でも容易に栽培できるとされ、日本でも沖縄県、鹿児島県、熊本県などで栽培されています。

日本ではまだよく知られていませんが、南アジアやアフリカ、欧米では知名度も高く、「奇跡の木」と呼ばれ、多くの地域で食され、人々の健康を支えています。モリンガは種から花までほぼすべての部分を利用でき、それぞれに豊富な栄養素が含まれているため、スーパーフードとして注目されています。

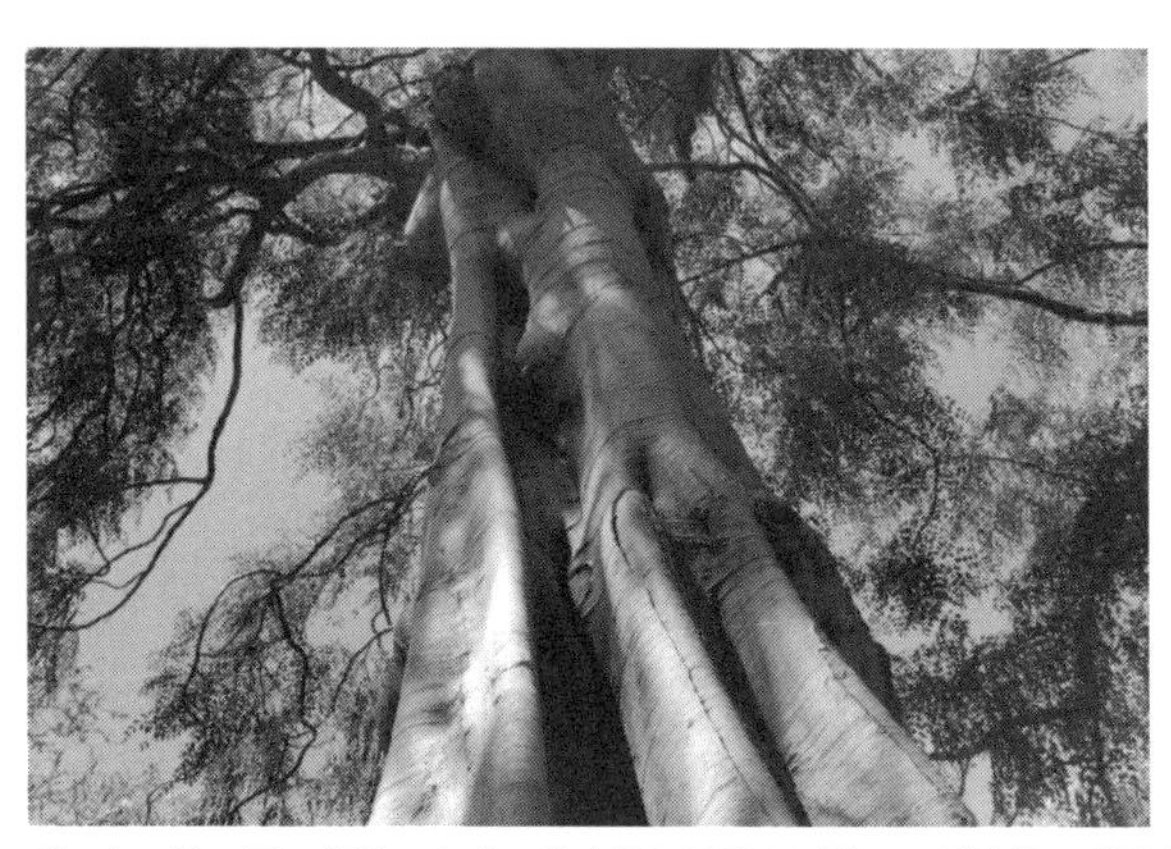

モリンガの木。暑い国の植物のため、基本的には寒さに弱いのが特徴。成長が早く、一般的な温帯性の樹木が10年くらいで成木になるのに対してモリンガはたったの1〜2年で成木になる。

およそ5000年の歴史があるインドの伝統医学アーユルヴェーダの書物には、「モリンガは300もの病気を予防する」と書かれており、インドでは「薬箱の木」とも呼ばれています。

そんなモリンガの葉には、90種類以上の栄養素が含まれています。その中には抗酸化物質が46種類、抗炎症物質が36種類、アミノ酸が19種類、栄養素の種類だけではなく、内容量も豊富なのが特徴です。地球上の食べられる植物の中で、「最も高い栄養成分を含む植物」といわれているそうです。

代表的な成分を他の食材と比較してみると、豊富な栄養素を含むことがわかり

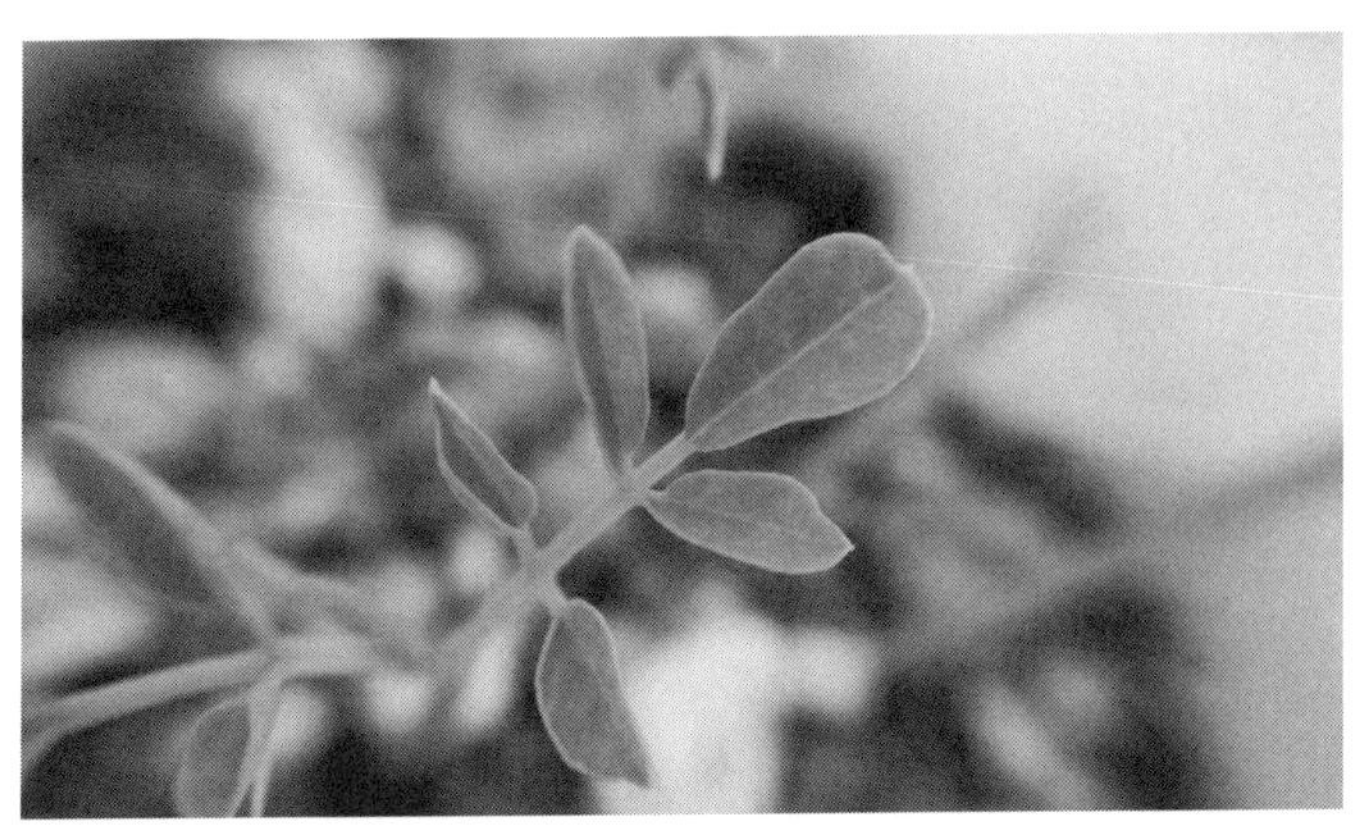

栄養がつまったモリンガの葉。モリンガは砂漠のような肥沃でない土地でも育ち、また成長が早い。そのため国際連合世界食糧計画（WFP）でも、「モリンガを飢餓で苦しんでいるところに植えなさい」と推奨しているほど。

ました。

・アミノ酸　→　米酢の97倍
・カルシウム　→　牛乳の16倍
・たんぱく質　→　牛乳の2倍
・食物繊維　→　レタスの28倍
・マグネシウム　→　卵の36倍
・ビタミンA　→　にんじんの4倍
・ビタミンB1　→　豚肉の4倍
・ビタミンB2　→　まいわしの50倍
・ビタミンC　→　オレンジの7倍
・ビタミンE　→　卵の96倍
・カリウム　→　バナナの3倍
・鉄分　→　プルーンの82倍
・葉酸　→　ほうれん草の4倍
・ポリフェノール　→　赤ワインの8倍

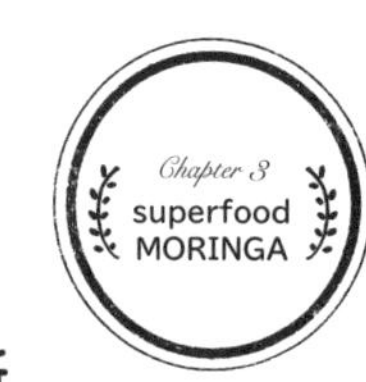

モリンガが断食食に相応しい理由

モリンガが含む豊富な栄養素

断食中でも必要な栄養素とは？

アミノ酸

生命の源となる栄養成分です。体のさまざまな機能を担（にな）っています。アミノ酸は1つでも不足していると体の動きに影響が出てしまうため、バランスよく食事をとる必要があります。

モリンガには9種類の必須アミノ酸のほかに10種類のアミノ酸も含まれているため、断食中に摂取する材料としては最適といえます。

カルシウム

カルシウムはミネラルの一種ですが、私たちの体の中で最も多い成分です。カルシウムの99％は骨の中に存在しており、骨の健康維持には欠かせません。年齢と共に骨量は減っていくので、断食中でも十分に摂取することが必要です。

タンパク質

タンパク質は三大栄養素のひとつであり、生きていくうえで特に重要な栄養素です。血液や筋肉などの体をつくる主要な成分として知られています。

断食を始めて2日目から約半日は筋肉を分解してエネルギーをつくります。筋肉量を減少させないためにも断食中のタンパク質の摂取は重要といえます。

食物繊維

日本人が1日当たりの摂取量で不足しているのが食物繊維です。食物繊維の効果は便秘の改善だけではありません。食物繊維には腸内の悪玉菌を減少させたり、有害物質を減らす働きもあり、腸内環境をバランスよくしてくれます。

消化器官を休めて体調を整える断食の目的に調和する栄養素です。

マグネシウム

マグネシウムは体内の300種類以上の酵素の働きを助ける作用があります。タンパク質の合成やエネルギー代謝、歯や骨の形成、神経情報の伝達、体温や血圧の調整などが該当します。骨に弾性をもたらす働きもしています。日本人のマグネシウム摂取量は男女ともに不足しています。

過剰なものを減らして不足しているものを補う、これがモリンガで断食をする最大の利点です。

ビタミンA

免疫力を高めて、粘膜に潤い（うるお）を与えます。風邪などの細菌感染の予防になりますが、のどや鼻の粘膜を丈夫にし、細菌に対して免疫力を高める効果があるからです。粘膜を強化し、細菌に対して免疫力を高めることから、口腔ガン、咽頭ガン、喉頭ガン、食道ガン、胃ガンの予防効果が世界ガン研究機関のデータで示唆されています。一般的にも、抗ガン作用があるともいわれています。これはビタミンAが、体内の物質の酸化や変質を防ぐ働きがあるからです。

ビタミンB_1

ビタミンB_1が不足していると乳酸が産生されます。疲労物質のひとつです。だるい、疲れやすい、朝起きるのがつらい人には、消化器官を休めてビタミンB_1の摂取をおすすめします。

ビタミンB_2

ビタミンB_2は糖質や脂質をエネルギーに変えたり、代謝をよくして脂肪燃焼をサポートしたり断食ダイエットには欠かせません。また抗ガン作用があるといわれていますので、ガンの予防に効果を発揮します。

ビタミンC

ビタミンCは、皮膚や粘膜の健康維持を助けるとともに、抗酸化作用を持つ栄養素です。肌にハリを持たせたり、シミを予防したり、免疫力を高める効果やストレスに対する抵抗力を高める効果などがあります。

ビタミンE

ビタミンEの主な働きは抗酸化作用です。体内の各細胞の細胞膜は、活性酸素により酸化されると過酸化脂質となり、鉄が酸化で錆びて傷むように傷ついてその機能を十分に果たせなくなってしまいます。ビタミンEはこの活性酸素による酸化を抑えるのが主な働きです。細胞の酸化を防ぐため、老化防止に効果があります。

カリウム

カリウムには、ナトリウムとともに細胞の浸透圧を維持調整する働きがあり、生命維持活動の上で欠かせない役割を担っています。また、ナトリウムの排出を促して血圧の上昇を抑える働きもあるので、高血圧の予防や、筋肉の収縮をスムーズにする働きもあります。さらに腎臓に溜まりやすい老廃物の排泄を促す働きもあるといわれていますから、断食デトックスに最適です。

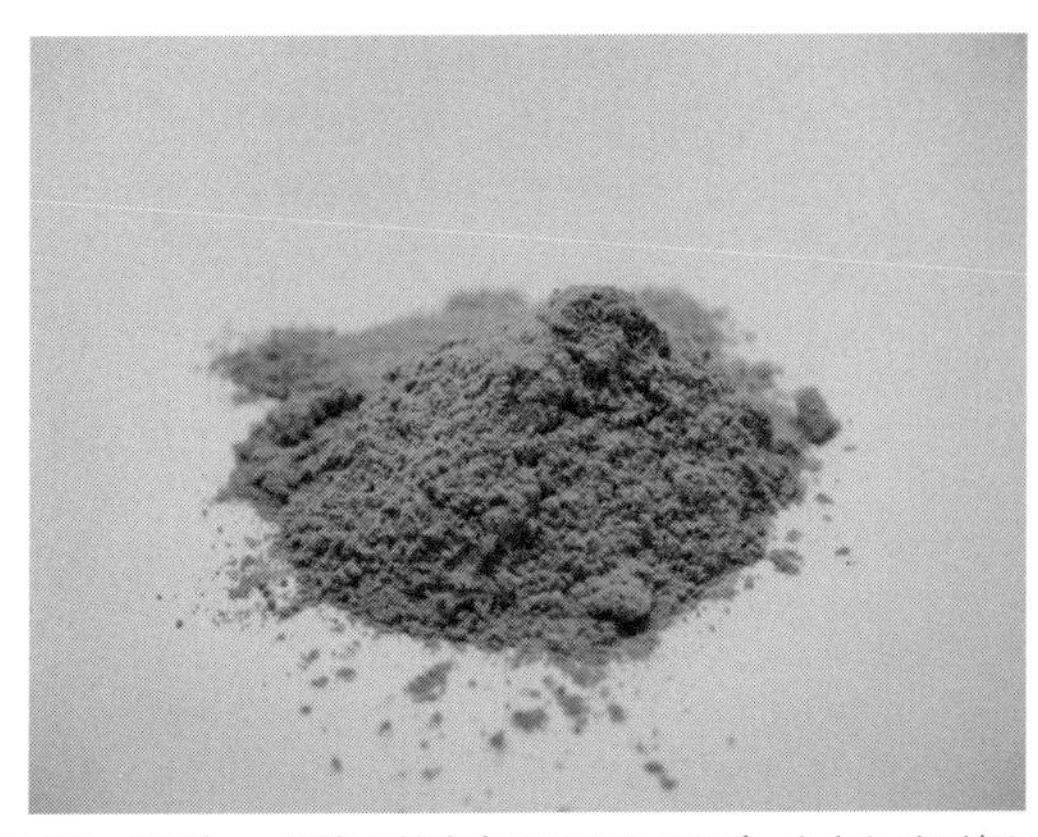

モリンガの葉のパウダー。通常の健康食品はこのパウダーを水などに溶かして飲む。グリーンスムージーやお茶、モリンガコーヒーなど。また、パウンドケーキに混ぜ込んだり、パンなどに混ぜるのも◎。

鉄分

赤血球中のヘモグロビンの成分となり、ヘモグロビンによる酸素の運搬に重要な役割を担っています。鉄が不足すると、酸素を運ぶヘモグロビンの量が減ることから体内に十分に酸素を届けることができなくなり、疲れやすくなります。酸素不足を補うために、心臓にも負担がかかることとなります。つまり、酸素が全身を巡らなければ生きていくためのエネルギーを得ることができなくなるのです。

鉄分を摂り過ぎても腎臓が分解して尿として排出してくれるので問題ありません。ただ、腎機能が低下している人は摂りすぎに注意しなければなりません。

葉酸

タンパク質や細胞をつくる時に必要なＤＮＡなどの核酸を合成する重要な役割があります。このため、赤血球の細胞の形成を助けたり、最近では成人において脳卒中や心筋梗塞（しんきんこうそく）などの循環器疾患を防ぐという研究結果が多数報告されています。

ポリフェノール

ポリフェノールとは、植物の苦味、渋味、色素の成分となっている化合物の総称で、自然界に５０００種類以上存在しているといわれている栄養素です。すべてのポリフェノールが強力な抗酸化作用を持つため、生活習慣病の予防に効果的であるといわれています。病気の８割が細胞の酸化によるものといわれ、抗酸化作用のあるポリフェノールを摂ることで若々しい体を維持し、免疫力のアップにもつながります。

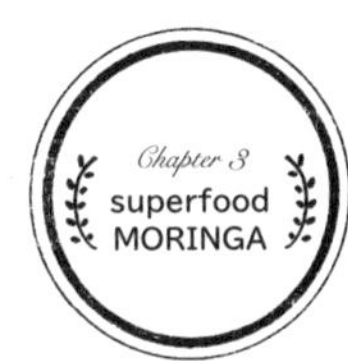

日本で唯一のモリンガ提供施設に！
モリンガを断食メニューに取り入れる

世界では有名な健康食品

モリンガを調べるにつれ、スーパーフードだということがわかりました。断食に必要な栄養素、特にアミノ酸がしっかり含まれています。またモリンガは発展途上国で飢餓（きが）に苦しんでいる子どもたちの命を助けているということがわかり、安全にバランスよく栄養を摂りながら、胃腸を休めるのにぴったりかもしれないと考えたのです。

前述したように痩せた土地でもモリンガは育ち、少ない栄養価でも元気というのが、断食に似ています。20万年間も飢餓状態でも進化してきた人類と、そんなに栄養を与えなくてもこんな栄養素がつくれるモリンガは、少ないエネルギーでもちゃんと吸収してちゃんと分解して体をつくれる共通点を持ちます。エネルギーのあるモリンガと断食を私は重ね合わせていたのです。

そう考えると、断食とモリンガをマッチングするのは必然でした。木自体にエネルギーがある。原産国であるインドでは、モリンガの葉っぱをスープにのせたり、細かく刻(きざ)んでサラダにしたり、普通に使われる食材で知らない人はいません。さらに、欧米ではサプリメントのモリンガが一般的です。日本ではモリンガは珍しいですが、世界を見ると多くの人が重宝している植物なのです。

モリンガのことを調べるうちに、日本でもモリンガの輸入量が増えていることがわかりました。これは数年後には日本でもモリンガが知られ始めるのは間違いないと考え、モリンガを私の断食施設「海の杜」のメイン食材にしようと決心しました。

とはいえ、日本に輸入されるモリンガの絶対量が少ないのは事実です。せっかくメイン食材にしても、一定量を手に入れないといけません。

モリンガの健康食品はネットを中心に多く売られていましたが、安易にそれを使って断食メニューに取り入れるのは避けたかったのです。添加物が含まれていない安全なものを、原料からきちんと入手したかった。

ある日のこと、以前に勤務していた断食施設にサプリメントを納品していた健

モリンガパウダーの栄養成分表

項目	モリンガの栄養素	単位
一般栄養素 100 g 中	カロリー	205kcal
	タンパク質	27.1g
	炭水化物	38.2g
	脂質	2.3g
	繊維	19.2g
ミネラル mg/100g	カルシウム	2003mg
	マグネシウム	368mg
	リン	204mg
	カリウム	1324mg
	亜鉛	3.24mg
	銅	0.57mg
	鉄	28.2mg
ビタミン 100g 中	ビタミンA	30000mg
	ビタミン B_1	2.64mg
	ビタミン B_2	20.5mg
	ビタミン B_3	8.2mg
	ビタミンC	150mg
	ビタミンE	113mg
必須アミノ酸 mg/100g	ヒスチジン	614mg
	リシン	1300mg
	トリプトファン	428mg
	フェニルアラニン	1392mg
	メチオニン	345mg
	スレオイニン	1120mg
	ロイシン	2020mg
	イソロイシン	821mg
	バリン	1064mg
非必須アミノ酸 mg/100g	アスパラギン酸	2350mg
	セリン	1150mg
	グルタミン酸	3280mg
	プロリン	1190mg
	グリシン	1240mg
	アラニン	1500mg
	チロシン	860mg
	アルギニン	1318mg
	β - アミノ酪酸	63mg
	γ - アミノ酪酸（ギャバ）	162mg

康食品会社の社長さんと会う機会がありました。その社長さんにモリンガの話を相談したら、「モリンガを扱ったことがあるけど、あまり売れなかった。でも、サンプルはあるから」と、インド産のモリンガを5キロ送っていただけることになったのです。

そこには栄養バランスの表示もあり、間違いないと確信しました。さらに原料を取り扱う会社も紹介してくださり、一番いい品質のものを手に入れられるようになりました。そうなるとモリンガの輪は広がっていきます。モリンガ商品を発売する会社の社長さんなど、モリンガがもたらす縁が構築されていきました。

モリンガはおいしすぎる!?

断食施設「海の杜」のメイン食材はモリンガに決定、そしてモリンガを入手するルートもできました。ただ、大きな問題が一つありました。

それはモリンガの味が、あまりにもクセがないことでした。

私の偏った考えかもしれませんが、断食食はおいしすぎてはいけません。まずいけど健康にいい。たとえば青汁やしょうがジュース、黒酢ジュースなど、おいしくないほうが効いた気がするものです。味覚から「健康にいいんだ〜」という我慢する情報が脳に届けられることで、体が反応するというわけです。

モリンガは効用については完璧ですし、名前もインパクトはありますが、意外においしいのです。日本全国から「海の杜」にわざわざ来ていただくには、味にもインパクトが必要なのではないかと思うようになったのです。

しかし、その考えは自分自身ですぐに改めました。

「栄養にいいものをそのまま提供するのが正しい。わざわざインパクトのある味にするために改悪するのは本末転倒だ。もっと断食をしにきていただくお客様を信用しよう」と。

そこからは断食の際の栄養補給を意識し、リンゴを合わせたり、豆乳を合わせたりして、モリンガ断食レシピを研究していきました。

多くの断食施設で酵素ジュースを提供していますが、難点はたっぷり飲まないとカロリーが取れない点です。

カロリーもきちんととれ、1杯で満足感が得られることを意識し、完成したのがモリンガジュースとモリンガ豆乳ラテでした。

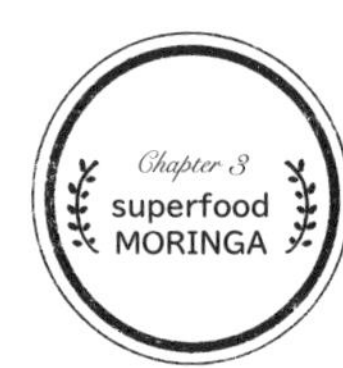

断食施設「海の杜」提供
モリンガジュース

モリンガパウダー+リンゴジュース

「海の杜」のメイン断食メニューがモリンガジュースです。

基本的にモリンガパウダーが2gに、リンゴジュースを200gを入れて、朝と夜に計2杯を提供しています。

ジューサーにかけて出すと、どうしても時間が経つにつれ酸化してしまうため、レモンを足して酸化防止しています。だいたいりんごが400gで、それを絞ったら200gのジュース。カロリーは250カロリーくらいです。

成人の1日に必要な最低カロリーは1200カロリーといわれていますが、モリンガジュースは1日2杯で500カロリーくらいですので、その半分以下です。

一緒に梅干しを出します。塩分が若干足りなかったりすると、むくむからです。水分の摂り過ぎの人は、酵素ジュースやにんじんジュースだけでもむくみます。

ファスティング「海の杜」特製

モリンガジュースの作り方

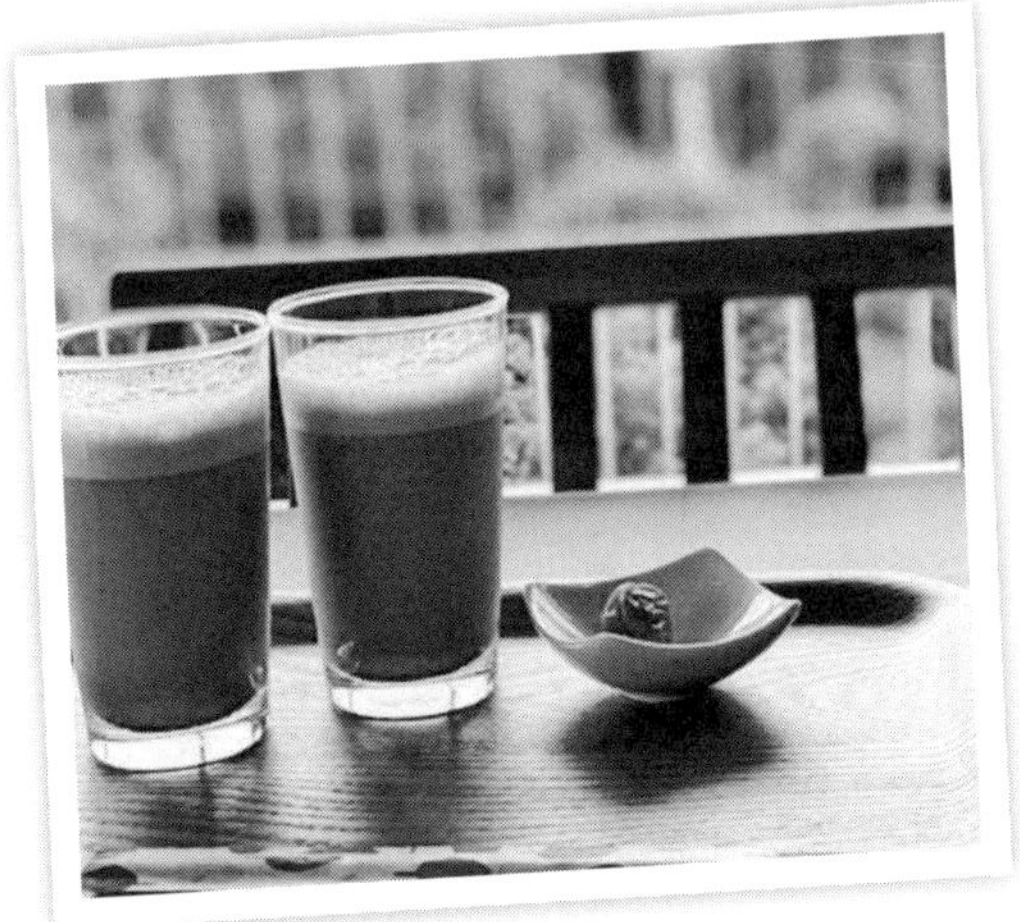

材料

モリンガパウダー……4g
水……50mℓ
リンゴ……2個
レモン……1/4

作り方

1. リンゴをジューサーに入れて、リンゴジュースを作る
2. モリンガパウダーを水に溶かし、1のリンゴジュースを混ぜ合わせる
3. お好みでレモンを絞って、できあがり

Point!

**モリンガパウダーは水に溶けにくいので
シェイカーで溶かすのが便利です。**

シェイカーは100円ショップなどで購入できます。

断食施設「海の杜」提供

モリンガ豆乳ラテ

豆乳＋モリンガで腸内環境を整える

断食をする人はさまざまな結果を求めます。ただ、前述したように腸の活動を改善することは誰もが共通する効果です。そのため、腸内環境を整える豆乳をモリンガと組み合わせたメニューを考えました。

モリンガパウダー2gと豆乳200gをよくかき混ぜて、大さじ1杯のはちみつを入れて、カロリーを足しています。豆乳だけではカロリーが足りないからです。

豆乳に含まれるイソフラボンは女性にとってよい成分で、美白効果があります。モリンガパウダーは抹茶と同じなので、ラテにしてもおいしいです。モリンガにはごまも合いますし、ご飯にかけるふりかけとして断食明けの補食にも使っています。

ファスティング「海の杜」特製

モリンガ豆乳ラテの作り方

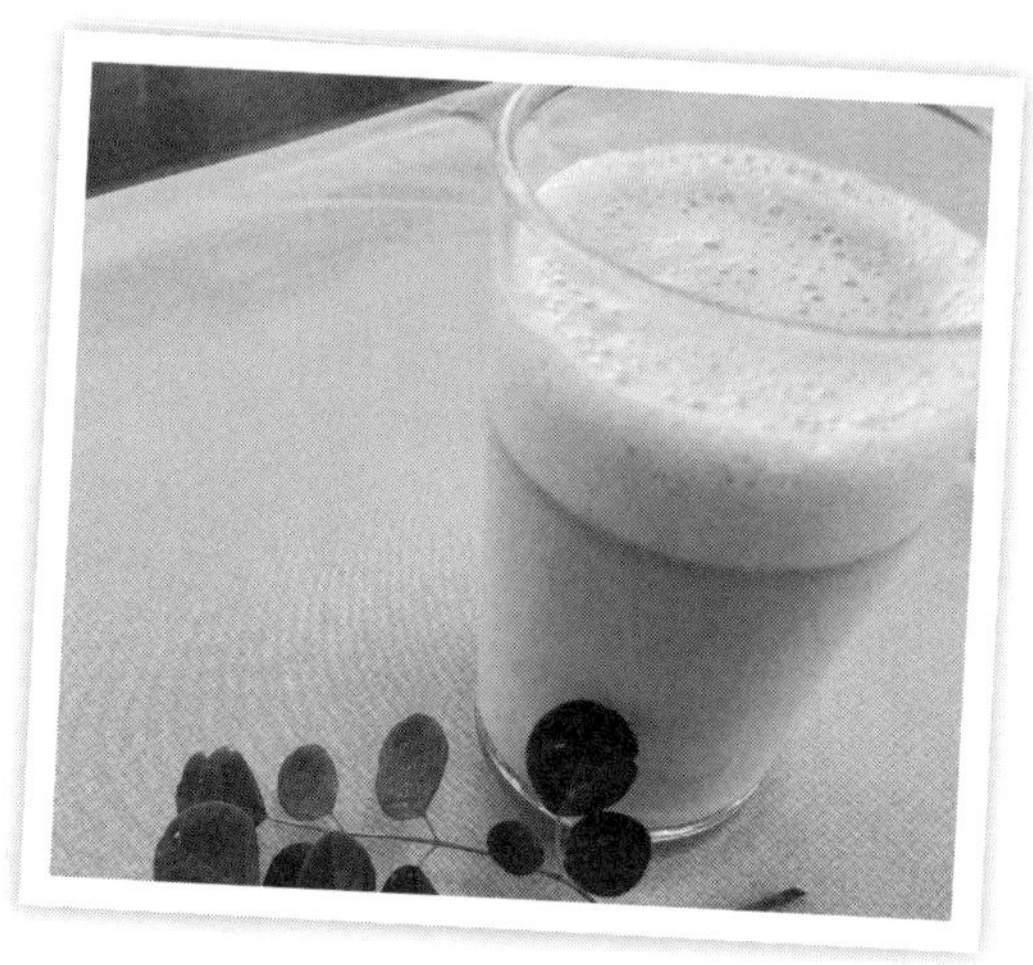

材料

モリンガパウダー …………4g
無調整豆乳 ………………350mℓ
はちみつ ……………………20g

作り方

1. モリンガパウダー、無調整豆乳、はちみつをミキサーに入れ、よく混ぜる
2. 1を鍋で温め直し、できあがり

Point!

夏は温めず冷たいままでもOK。
おいしくいただけます。

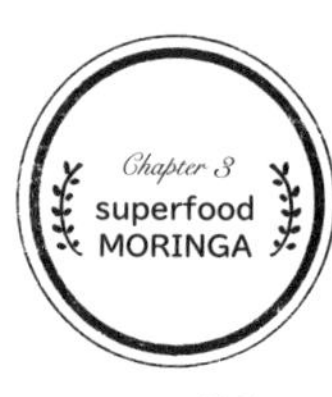

断食施設「海の杜」提供
モリンガを使った回復食

回復食までが断食メニュー

断食施設「海の杜」で提供している回復食は、基本的には重湯と味噌汁、大根おろし、漬物です。重湯にモリンガふりかけをかけてもらうというのが定番です。次の段階がおかゆで、味噌汁にふのり、岩のりなどの地のものを入れます。あとは、ひじき、おから、かぼちゃ、ごぼうの煮付け、大豆の小鉢、納豆をつけます。納豆にはモリンガをかけています。

そして最後に玄米の普通のご飯に、具が入ったお味噌汁、干物、あとは黒豆などの小鉢です。せっかく伊豆に来ていただいたので、干物は伊豆近海のキンメや、シラスといった地のものを出すようにしています。消化のよいもので、よく噛めるもの。とろろもいいので、そばと一緒に最後に出すこともあります。

3～4日の断食回復食メニューでは、重湯→おかゆ1回ずつの回復食を出しま

ファスティング「海の杜」特製

モリンガふりかけの作り方

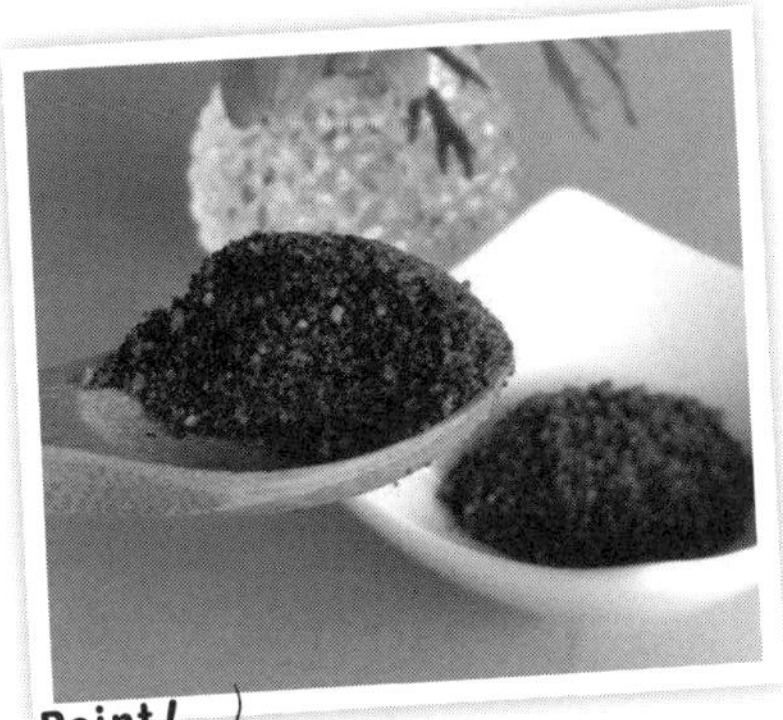

材料

モリンガパウダー……8g
いりごま……160g
焼き塩……40g

作り方

1. モリンガパウダー、いりごま、焼き塩をすり鉢またはフードプロセッサーで細かく粉状にすれば、できあがり

Point!

重湯、おかゆ、ごはん、おにぎりにお好みでふりかけてお召し上がりください。

ファスティング「海の杜」特製

おかゆの作り方

1. 玄米に雑穀（あわ・ひえ・ハト麦・小豆・黒豆など）を入れ、炊飯器または圧力鍋でやわらかく炊く
2. 炊けた玄米をお鍋に入れ、適量の水を加え、弱火で煮て柔らかくなったらできあがり

※箸でやっとつかめるほどの硬さがベストです。

ファスティング「海の杜」特製

重湯の作り方

1. 玄米を鍋に入れ、中火できつね色になるまで炒める
2. 玄米の10倍の水を入れ、柔らかくなるまで煮る（約30分）
3. 火を止め、アルミホイルで蓋をして冷ます（約30分）
4. 玄米と煮汁をミキサーでよく混ぜる
5. ペースト状になった玄米を、濾し器で濾して固形物を取り除く
6. お鍋で温め直して、できあがり

す。

1週間の断食回復食メニューでは、断食明けの1日目が朝夕に重湯と昼にモリンガジュース、2日目が朝夕におかゆ、昼間はモリンガジュース、3日目の帰りが、玄米の普通のご飯。

消化器官をゆっくり戻すために、朝夕は食事メニューと昼間はジュースにしています。大根おろしが消化酵素を助けるので、味噌汁の具には大根が多いです。ここまで回復食を摂れれば、帰宅後は何を食べていいですといってます。とはいえ、腹八分目は守っていただきたいですが……。

これできっかけができて、今まで食べ過ぎだったのかと気づいて帰ってもらうことを、断食施設「海の杜」の基本的な考えとしています。

利用した方々は今までの食べる量とスピードが変わるとみなさんいいます。断食のまま帰りたいという人もいますが、大切なのは、戻す作業。実は断食は我慢すれば誰でもできますが、戻す作業でみなさん開放感から、ガーッと食べてしまいがちです。すると、どうしてもリバウンドしてしまうのです。

また、断食によって体の巡りがすごくよくなっているため、ここからは食べ始めるよ、というサインを脳がキャッチし、今食べないとまたエネルギーがなくなってしまうと判断してしまうのです。

そのため、細胞がすごく吸収してしまう前に、「あっ、このくらいでいいんだ」とセーブすることが大切です。胃袋の大きさをそのまま固定させることが大事です。

5日間の断食に成功、そのあと帰って、お祝いにラーメンとご飯と餃子をバカ食いでは努力がムダになってしまいます。せっかく縮まった胃がまた膨らんでしまうからです。

世界では健康食品として有名なスーパーフード「モリンガ」ですが、日本ではまだ認知度は高くなく、商品も少ないのが現状。「モリンガ断食」に特化したファスティングホテル「海の杜」でもさまざまなモリンガ商品を扱っていますが、その中でも選りすぐりのモリンガ商品を紹介。

❹モリンガパウダー

農薬・化学肥料不使用の沖縄県産モリンガを粉末化。濃い緑の味わいで、豆のような深い旨味がある。細かい粒子で溶けやすく、水や穀物ミルクに混ぜて飲んだり、料理にも使うことができる。(MORINGA STORE tane.)

❺モリンガ茶

農薬・化学肥料不使用の沖縄県産モリンガを使用し、焙煎したモリンガ茶。着色料・香料・添加物は不使用。栽培から加工まですべて国内で生産、製造した健康茶で、ノンカロリー ノンカフェイン。30パック入りと5パック入りがある。(MORINGA STORE tane.)

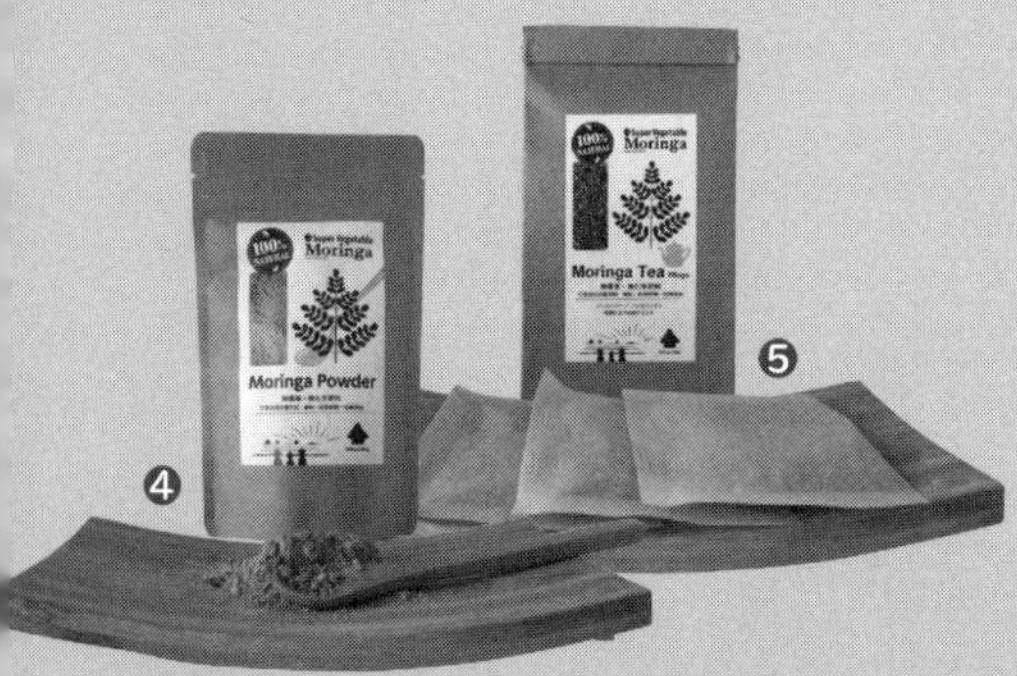

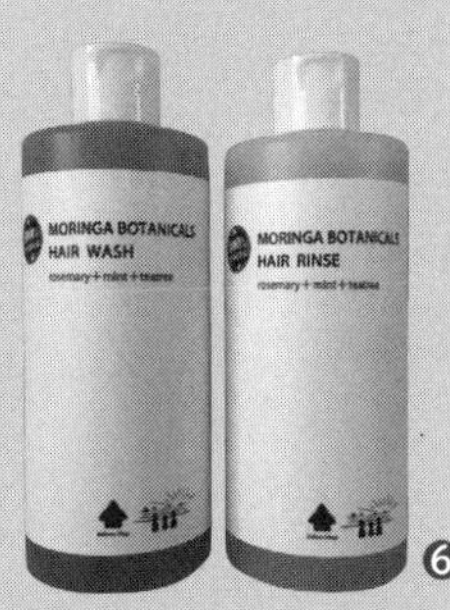

❻モリンガボタニカルズ ヘアウォッシュ &ヘアリンス

オーガニック・自然栽培の原料をふんだんに使用したヘアウォッシュ&ヘアリンス。ヘアウォッシュはヤシカリ石けんベースのシャビシャビタイプ。ヘアリンスはクエン酸ベースで、少し粘度のあるタイプ。頭皮から髪が立ち、すっきり、清涼感のある香りと洗い心地。(MORINGA STORE tane.)

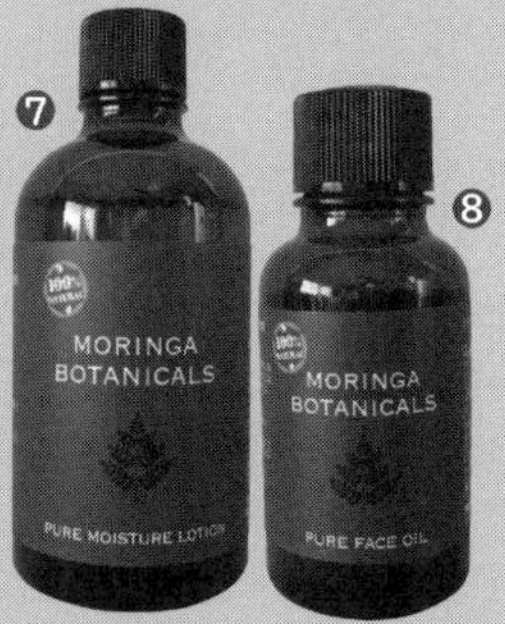

❼モリンガボタニカルズ ピュアモイスチャーローション

オーガニック・自然栽培の原料をふんだんに使用したモイスチャーローション。ワサビノキ葉水をベースに、美肌の女王・ダマスクバラ花水、潤いを与える有機栽培のコメ発酵液、自然栽培のひまわり由来のグリセリン、お肌の万能薬カレンデュラエキスを配合。(MORINGA STORE tane.)

❽モリンガボタニカルズ ピュアフェイスオイル

オーガニック・自然栽培の原料をふんだんに使用したフェイスオイル。ワサビノキ種子油をベー スに、エイジングケアにも嬉しい植物オイルや、お肌の万能薬カレンデュラエキスも配合。潤いを与え、健康的な肌に導きます。酸化しにくく、人の皮脂の成分に近い、肌に優しいオイル。(MORINGA STORE tane.)

ファスティングホテル「海の杜」がおすすめする

モリンガ 商品カタログ

Moringa product catalog

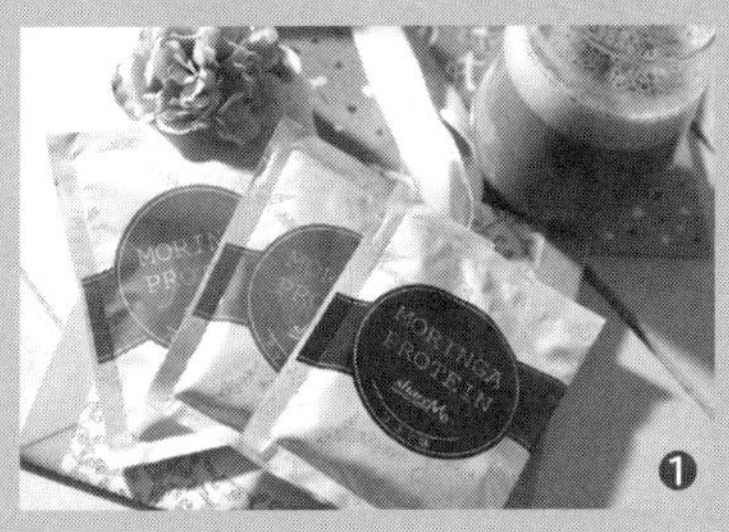

❶モリンガプロテイン

不足しがちな栄養素を補いながら、健康的な身体作りまでを考えた商品。基本となるプロテインは良質な大豆たんぱくを使用。植物性なので低脂肪・低カロリーとなっている。ミックスベリー味、バナナミルクアーモンド味、ココア味の3種類がある。

(shareMe)

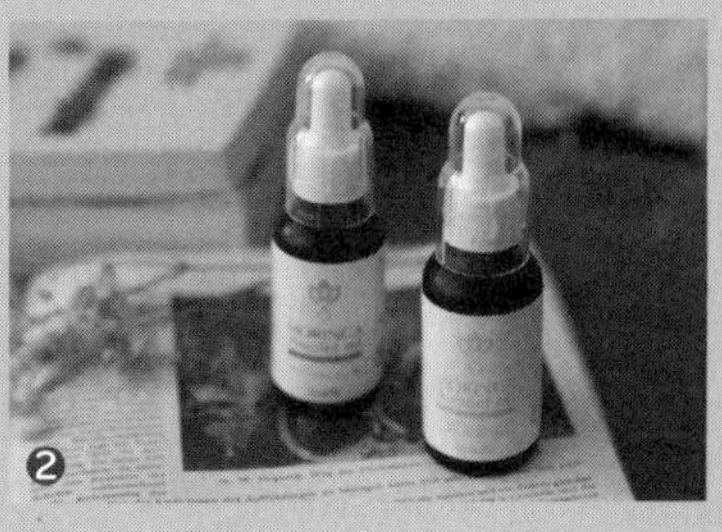

❷モリンガ アミュレットオイル

モリンガの種から抽出したオーガニックモリンガオイルはオレイン酸が約70%程度含まれているため、サラサラとしてべたつかず、肌に馴染み、保湿効果も優れている。フェイスケアやボディーローション、美容液など、肌のお手入れや保湿に使える。

(shareMe)

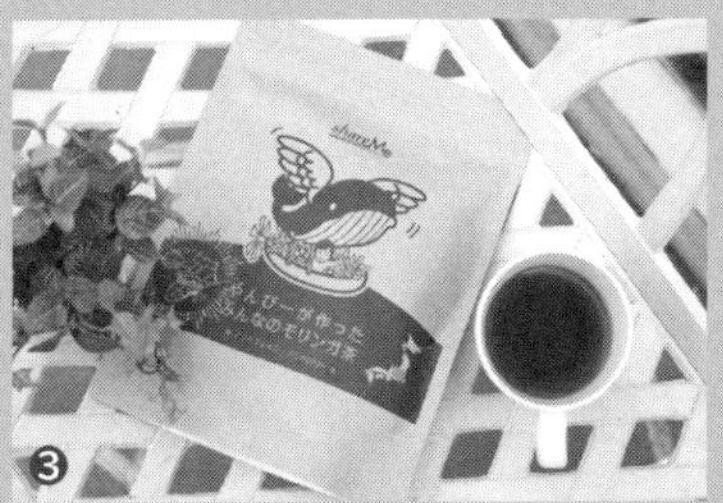

❸やんびーが作ったみんなのモリンガ茶

アフリカのモザンビークの太陽をたくさん浴びた育ったモリンガの葉のみを使用。乾燥させた葉を日本の工場で焙煎し、ティーパックに小分けしている。コーンのような香りが心に安らぎを与える。ノンカフェインのため、お子さんや就寝前もOK。

(shareMe)

モリンガ商品取り扱い会社

「shareMe」
株式会社iai
営業時間：平日10時～17時
https://shareme.jp/

「MORINGA STORE tane.」
暮らしっく村株式会社
0120-123-993
営業時間：平日10時～17時
http://www.tane33.com/

教えて！
断食マスター

断食Q&A

Q 痩せすぎているので断食はしなくてもよい？

A 痩せすぎの人が断食すると逆に太ります

断食施設を利用する人はわかると思いますが、断食施設にはあまり太った巨体の人はそれほど見かけません。どちらかというと、痩せている人のほうがよく滞在されます。ただそういった人たちも、最初は顔が青白く、目の下にはクマを作って覇気が感じられません。「いくら食べても太らない」「便秘がちで1年通して体調不良の冷え性」といった人たちです。

でも、10日間の断食コースを実践すると、3日目くらいから顔色がほんの少しピンク色になっていきます。それは血行がよくなってきている証拠です。そして何も食べてもいないのに毎日大量の便が出るようになります。これは代謝排出がよくなってきている証です。小腸や大腸にこびりついていた便が排出され、消化器官がきれいになると、今度は吸収がよくなり、体重が増えていきます。

吸収・代謝・分解・排出のすべてが改善され、体全体の巡りがよくなると、元気になって最終的には体重が増えることになります。

よくいわれているのが、「断食をすると、理想の体重に近づく」。太っている人はもちろん痩せていきますが、痩せすぎの人は逆に体重が増えるのです。

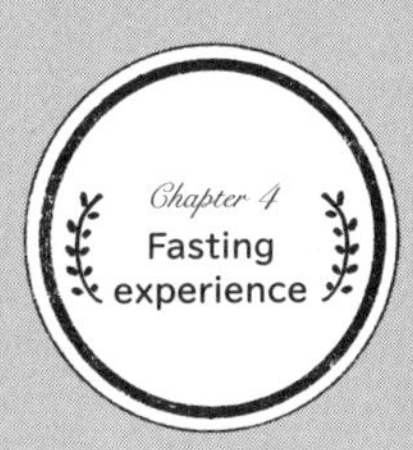

断食の達人が見てきた「私が断食を始めた理由」

私の
断食体験談①

5日間の予定が1カ月も断食施設に滞在
うつ病による心の状態が変化

――東京都 Hさん（女性）

うつ病症状のための休職から半年後に断食施設に訪れる

2014年4月ごろに、うつ病による症状のため、会社を休職して療養にあたっていました。けれども、なかなか回復しません。そんな中、半年ほどたった10月後半に知人から、「私もひどいアトピー性皮膚炎になったけど、断食・食事療法で改善されたのよ。あなたももしかしたら、何か変化のきっかけになるかもしれないから試してみたら」と、断食・食事療法を教えていただき、施設を紹介されました。

その施設は以前に吉田さんが勤めていたところでした。病院通いをしていたものの改善の兆(きざ)しは見えず、何かの変化を求めて、5日間の滞在で予約をとりました。ただ、体調が悪化してしまわないようにと断食メニューではなく、玄米食を基本として食事療法を行いました。

まずはその雰囲気だけでも味わおうという試みです。街中の喧騒から離れ、自然に囲まれた環境で、読書をしたり、温泉に入ったりと心穏やかに過ごせたらと思っていました。

しかし、当時はうつ病のため、不安感や周囲の方々に恐怖を感じてしまう症状がとても強く、初めての場所や雰囲気になかなか馴染むことができません。とても心細く、スタッフの方々が声をかけてくれても、焦ってどうしてよいかわからずに会話もままなりませんでした。

「やはり無理だったのかな。なんで来てしまったんだろう」

最初は毎日のように泣いていました。

しかし、吉田さんは優しい笑顔でたくさん声をかけてくださったり、食堂についてきてくださったりと、何かと気にかけてくださったのです。すると、私も徐々に心を開くことができました。そこから少しずつ他のスタッフの方々とも話すようになれたのです。そうするうちにそれまで主治医にもなかなか話すことのできなかった私自身のことや不安なことなどを、吉田さんにポツリポツリとですが、お話しできるようになっていました。

しかし、今度はやっと慣れた環境から、離れることに恐怖を感じてしまったのです。施設から帰宅することができなくなってしまい、その後ほぼ1カ月の間、滞在させていただくことに……。

その間もたくさん話しかけてくださったり、小さな成功体験を積めるように導いて助けてくださったり、吉田さんを始めスタッフのみなさまには温かい応対をしていただきました。そして、ようやく帰宅できるようになりました。

帰宅する際に吉田さんから「直接お話ができない時は、お手紙を書いてください」とのお言葉をいただき、その後何度もお手紙を書かせていただきました。

断食施設スタッフがカウンセラーに

断食施設には半年に一度ほどのペースで訪ねるようになりました。

時間をかけながら、心の状態や体調と相談しながら、食事療法から断食療法に切り替え、昼・夜の玄米食、朝のみだったジュースを、朝と昼をジュースにしました。その後、3食ともジュースとする完全断食にもチャレンジしました。

2泊3日の断食を行ったところ、2日目の夜くらいから、唾液がさらさらときれいに透き通るような感じを受けました。また、少しアトピー性の湿疹も出てきました。吉田さんに相談したところ、「それは好転反応ですから、気にしなくても大丈夫です。すぐによくなりますよ」といわれ、安心したのを覚えています。さらに便秘気味でしたが、お通じが始まりました。

以前、主治医に断食について相談した際、「脳と腸はつながっている」というお話をうかがったことがあります。腸内環境をよくすれば、体が軽くなり、脳も活性化されます。

ただ、私の場合、断食施設を訪れる大きな理由は、吉田さんやスタッフの方々にお会いしたいことと、自然の中で静かに過ごしたいからでした。

とても不安がある時や大きな決断が必要な時になると、お手紙だけではなく、日帰りで訪ね、ご相談したこともあります。その際も嫌な顔ひとつせずに、ためになるお話や経験談などをお聞きしました。それまで知らなかった知識を与えてくれたり、そのような考え方をするんだと感心したり、音楽や映画・本をすすめていただいたりと、いつしかカウンセラーさんのような存在になっていました。

ファスティングホテル「海の杜」に初めて伺ったのは、2020年7月1日のことです。以前からとてもお世話になっている吉田さんがオープンするとうかがい、オープン前にご挨拶も兼ねて訪れました。

大きな樹木がたくさんある広いお庭にとても驚き、鳥の声もたくさん聞こえました。このような雰囲気がとても好きで、気持ちも穏やかになれました。

その日はご挨拶だけで帰宅する予定でしたが、夜からとても強い雨になる予報で、泊まらせていただけることになりました。お部屋に案内されると、きれいなベッド、可愛らしくて素敵な照明器具や洗面台、大きなテレビ、そして大きな窓から木々がたくさん見えるお部屋でした。

思わず、「わー、ホテルみたい」と口に出してしまったほどです。

この施設から少し歩くと海にも出られるとお聞きして、ホテル名の「海の杜」が本当にぴったりで素敵なお名前だなと感じました。

その後も海の杜に何度も訪れています。

自宅でも毎朝、モリンガ豆乳を続けており、調子がいい時は1日のうち、1食か2食をモリンガジュースにする半断食を行っています。

私にとって断食は体をよくすることよりも、心をよくすることを主眼に置いています。断食によってご縁のできた吉田さんにはたくさん助けていただきました。これからも自分の心と体に相談しながら、断食をしていきたいと思っています。そして、もっと断食について学んでみたいと思っています。

私の
断食体験談②

突然のガン告知も断食で数値が改善

自分の気分に合わせて断食生活

――愛媛県 Mさん（女性）

9泊10日の断食からスタート

私は42歳のころ、ガンの宣告を受けました。告知された瞬間は目の前が真っ暗になり1週間悩み続けましたが、気持ちを切り替え、「ガンの原因を改善すれば病気もよくなる！」と信じ、自分で何ができるか探し始めました。

以前より健康に関する書籍や雑誌に関心を持っており、その中に断食に関するものもありました。手術や投薬や放射線治療などの現代医学での治療に抵抗を感じており、「自分の体は自分でしか治せない」という意思のもと、肥満のための減量と自己免疫力の向上、日々の体調をよくする手段として断食にチャレンジしてみようと考えました。そしてまずはきちんとした断食を学ぼうと、断食施設に申し込んだのです。

その予約の電話をとっていただいたのが吉田さんでした。それ以来、ずっと親身かつフレンドリーに接してくれています。

初めての断食は9泊10日でした。最初から長期の断食は無謀かもと思いましたが、病気への効果を期待し、自分の免疫力アップを信じてチャレンジしました。

断食施設には美容、好奇心、病気療養などさまざま事情を抱える人が訪れていました。私もガン宣告を受け、死が迫っている不安がありました。それぞれの事情により、当然表情や態度でも温度差が生じます。しかし、吉田さんを始めスタッフの方々は、どの宿泊客に対しても同じように明るく寄り添った接客をしてくださいました。特に感じたのは、私と同じ病気療養の人には、施設のスタッフのホスピタリティが断食の効果を上げる最大の要因ということです。

断食3日目ぐらいから頭痛、腹痛、眠気、倦怠感、目ヤニの増加などが感じられました。しかし、それも次第に薄れていき、断食明けは頭がスッキリと冴（さ）えて、今まで味わったことのない爽快感を得ました。そして体がとても軽く感じました。ガンという先行き見えない不安も薄れ、気持ちが落ち着いて安定しているのがわかります。

好転反応かどうかはわかりませんが、断食をしたあとの生理では大量の出血があり、塊（かたまり）のようなものも出ました。断食では血液がサラサラになると聞きましたので、たぶん、断食によるデトックス効果ではないかと思います。

最初の不安をよそに、あっという間に10日間が過ぎました。体重も5キロ減り、身体が軽くなりました。これでガンが消えたわけではありませんが、断食による効果なのか、それとも断食を乗り越えた自信からなのか、自分の将来を前向きに考えることができ、希望が見えてきました。

その後、病院にてガンの検査を行うと、驚くことに数値が改善していたのです。断食による効果が数字となってはっきり改善されるのを見て、「断食施設に来てよかった」と心底思い、定期的に断食をしようと決めました。

断食に失敗はない

私は断食施設を利用することもあれば、自宅でも断食を行います。

自宅の場合は１日や半日断食などを気が進む時に、モリンガジュースやフルーツジュース、ノンカフェインのお茶、具なし味噌汁などの液体のみで過ごしています。そしてテレビは見ずに、スマホやパソコンもなるべく断って、ウォーキングやお風呂にゆっくりつかる、日記などの文章を書く時間にあてています。テレビやスマホの使用を避けるのは、電磁波から離れ、極力自然の中に身を置き、自分の考えをゆったりとまとめたいからです。

断食施設での断食も同じです。ファスティングホテル「海の杜」ではモリンガジュースを摂って、あとは自然の中で散歩などのんびり過ごしたり、今後自分のしたいことについて目標や計画を立てるようにしています。

なぜなら、断食をすると体調がよくなるだけでなく、イマジネーションが向上し、何か新しい発想が生まれる感覚がするからです。だから、気持ちの面でもスケジュールの面でも、できるだけゆったりとした断食プランを組むようにしています。

このように私の断食の特徴は、あまり「断食をする！」といった縛りを設けずに、気分に従って行う点です。たとえ、途中で挫折して何か食べてしまっても、自分を責めたりしません。それはその時が断食に適してなかった気分だったのだと思うようにしています。

そのため、私は断食に失敗はないと考えます。断食をしたい時に自分の納得いく範囲ですればよいからです。「5キロ痩せる！」といった目標を持つとそれが達成できないと失敗になるのでしょうが、私の断食をする目的は体調管理と体重調整、そして病気の予防のためです。さらに今後の計画を立てるためでしょうか。特段、目標があるわけでもないので、成功や失敗がないのです。

気分が乗らない時に断食をしても、イライラが募り、ストレスがたまって、逆に体に悪影響を及ぼす可能性があります。だから、無理もしません。思いのまま、気の向くままの断食をしています。

これからも断食をすることを目的にせずに、断食によって得られる恩恵を感じながら、断食ライフを送っていきたいと思っています。

私の
断食体験談③

友人のすすめでモリンガ断食を開始
美肌効果に感激！

――東京都 Yさん（女性）

初めての断食から効果てきめん！

私はファスティングにとても興味を持っていました。そんな会話を友人としていたところ、友人から「ファスティングをするなら、まずはきちんと断食のやり方を身につけたほうがいいわよ。私はよく断食施設に行くから、今度一緒に行かない？」と誘いを受けました。

友人はよく行っていた断食施設で、吉田さんと知り合ったそうです。

「吉田さんが今度新しいファスティングホテルをオープンするの。私も行ってみたいと思っていたところだから、ぜひ」

それが断食にはまるきっかけとなるとは……。

まずはお試し感覚で2泊3日の断食プランを友人と一緒に予約しました。

初めて海の杜に訪れた時は、ホテルや別荘のように大きくきれいな施設で気分も高揚しました。そしてモリンガジュースもとてもおいしく、これなら私でもできるかもと自信がつきました。

ファスティングホテル「海の杜」は静岡県伊東市にあり、城ヶ崎海岸にも徒歩で行ける別荘地で、豊かな自然に囲まれています。コンビニや飲食店も周囲にあまりなく、断食をするにはうってつけの場所です。毎日ウォーキングをし、施設にある温泉に1日に何回も入るようにしました。

ここに宿泊すると、断食の効果もあると思いますが、生活リズムが整います。朝4〜5時に起床し、夜10〜11時には就寝します。生活リズムが不規則になると、深夜にお菓子を食べる傾向があったのですが、それを抑止するにも役立ちました。

温泉の効果もあるかもしれませんが、肌の感触が普段と比べて全然違います。美肌効果が高いのもわかりました。

初めの短い滞在を経験すると、すぐに長期の断食に挑戦したい気持ちがふつふつと湧いてきました。そして一人で1週間ほどの滞在を計画しました。

初めての長期ファスティングです。とても不安でしたが、吉田さんをはじめ、スタッフのみなさんが優しく温かい雰囲気を作ってくださり、充実した時間を過ごすことができました。

2日夜から頭痛、3日目に頭痛とむくみが出てきました。それを吉田さんに相談すると、「好転反応ですね。2〜3日目に出る方が多いですよ。無理せずゆっくり過ごされてください」とアドバイスを受けました。すると吉田さんのおっしゃる通り、4日目には頭痛とむくみが消え、すっきりしました。自分の体に起きている不思議な現象を体験し、ますます断食のすごさを感じました。

モリンガジュースでの5日間が過ぎ、帰宅前日の夜から重湯、おかゆの回復食です。流動食で薄味なのですが、食材一つひとつに味を感じ、味覚が鋭くなっているのがわかります。そして物を噛むということにもこれほど喜びを感じるとは……。体内に入った食べ物が移動し、吸収するのもわかります。食べ物への感謝の気持ちが芽生えました。

ファスティングホテル「海の杜」では回復食にモリンガふりかけがついてきますが、これが絶品。お土産として販売してほしいほどです。

断食で肌がきれいになることが実感できる

断食が私自身の体調管理やライフスタイルにぴったりだったことがわかり、自宅でも定期的にモリンガ豆乳ラテでの断食を定期的にするようにしました。また普段からモリンガサプリやモリンガ茶を愛用しています。美肌効果を感じるのは、このモリンガパウダーのおかげではないでしょうか。

自宅での私の断食プランは以下になります。

不定期：断食5日間（月〜金）、回復食2日間（土日）

毎月1回：金曜夜（食事軽め）、土曜断食、日曜昼から回復食

私の断食のマイルールは、動画サイトは食べ物系プログラムが多いため、見ないようにしています。そしてよい機会なので、携帯電話やインターネットから離れるデジタル・デトックスをしています。主に読書ですね。

私が断食をする目的はデトックスですが、その効果が敏感に現れるのが肌です。「海の杜」での断食で肌がきれいになるのを体験したため、美肌目的も狙っています。普段は肌の手入れに気をつけているタイプではありませんが、断食中も断食後も肌はしっとりつやつやになるので、女性のみなさんにはおすすめです。

断食を行うようになって、勤務中に眠くなることがなくなり、仕事がはかどるようになりました。断食は集中力が高まるように思います。

今ではファスティングホテル「海の杜」での断食と自宅での断食を合わせて行っています。「海の杜」での断食は旅行気分で気分転換にもなり、また非日常を味わうことができます。特に吉田さんを始めスタッフの方々のふれあいを求めることも、利用する大きな理由です。他の宿泊客とも断食という同志感覚で交流させていただいてます。

断食は決してつらいものではなく、楽しむものだと感じています。

私の
断食体験談④

断食により薬なしで体調不良を克服

断食を通して出会った縁に感謝──神奈川県 Iさん（女性）

仕事の激務から深刻な体調不良に

私は断食歴24年になります。

出産を経て職場復帰したのですが、ストレスから体調を壊し、それが原因で免疫システムが正常に機能せず、深刻な体調不良になりました。仕事、子育てなど環境の変化に体も心もついていけなかったのでしょう。いろいろなことをリセットしたいという思いから、断食に挑戦しました。

断食をすると、体が軽くなる感じがしました。それとともに、心も軽くなっていくのがわかります。断食を経験すると、嘘のように状況も改善していきました。体の中の毒素がデトックスされ、血液がきれいになったからなのでしょう。断食が効果的だと実感できたのです。

しかし、体調が改善するとつらかったことは頭から消えて、日常生活に戻ります。仕事や家庭など多忙な毎日を過ごすことになり、健康に気を使ってはいるものの、自宅で断食は行いませんでした。

断食に挑戦してから10年ほど経過したころ、会社を設立するにあたっての激務からのストレスで再び以前のような体調不良に見舞われました。体が悲鳴を上げていたのでしょう。思い切って休職をし、最初は10泊の長期断食にチャレンジしました。

10年ぶりの断食です。それなのに断食施設のスタッフとして働いていた吉田さんは、私のことを覚えていてくださいました。今でもそのうれしさは覚えています。

その後も10泊の長期断食を数回、さらに症状がよくなっていくにしたがって4泊、3泊と短くしていきながら、ほぼ10カ月ほどかけて、薬を使用せずに断食と体を温めることに専念して完治させ、職場復帰を果たしました。

以来、私の健康維持とリフレッシュのため、断食施設を訪れるのがルーティンとなりました。今では断食施設に2～3泊の断食プランで、ウォーキング、ヨーガ、瞑想、いつもより長めの入浴など滞在時の過ごし方を工夫しながら、仲間をお誘いして共に断食を楽しんでいます。

私にとって断食施設は、「人」に会いに行く「場所」

基本的に私の断食は断食施設を利用するのみです。私が施設で行うことを常としているのは、現実生活から切り離した時空間を満喫できるからです。また、断食施設での交流が私にとっての心のビタミンとなっているのも断食施設を訪れる大きな理由です。

遠方から年に一度10泊以上の断食をしている友人がいます。彼女とは断食施設で知り合い、その後も交友を温めて15年になります。「断食」をキーワードに広がった人間関係といえるでしょう。

それは同じ断食を行う宿泊客だけではありません。断食施設のスタッフの方々に会いたくて訪れているのかもしれません。

特に吉田さんはいつも両手を広げて迎え入れてくれます。それなのに適切な距離をしっかりと保持されます。滞在者の人柄、背景、家族状況など、おそらく一人ひとりについて、しっかりと理解してその人に合った対応しているのがよくわかります。しかし、それを前面に押し出すことのない佇まいに、非常に大きな安心感を得ました。

断食施設はその性格上、長期滞在する方も多い施設です。ゆえに、「そこで働いている人がどういう人であるのか」が、非常に大切なのです。

吉田さんがファスティングホテル「海の杜」を開業されたと伺った時、すぐに「ダイエットをしたい！」という友人の顔が思い浮かび、誘って滞在しました。「吉田さんの施設なら間違いない！」と思ったからです。

海の杜では、はじめて「モリンガ」に出会いました。とても栄養が豊富で、私も自宅の朝食で豆乳ヨーグルトに「モリンガパウダー」をかけるようになり、すこぶる快調です！

友人も海の杜を非常に気に入り、その後も長期滞在しているようです。

吉田さんとの久々の再会の時、以前勤めていたスタッフの近況を伺うと、すべてすぐに答えてくれました。吉田さんは以前のスタッフにも毎日、「元気？」とメールをして今でも連絡をとっているとのこと。人との縁を大切にしている吉田さんらしいエピソードであり、こういう人と私も一緒に働きたいと心から思いました。

私は長男と一緒に、断食施設によく訪れていました。写真を撮ることをなりわいにしたいと思っていた彼が個展を開いた時には、吉田さんはわざわざ大切な休日を使ってはるばるお越しいただき感激しました。長男は残念ながら私より先に逝ってしまいましたが、その死別にあたっては言葉にできないほどのお心遣いを賜り、あふれんばかりの感謝で胸がつまります。

私は、「場所」に行っていたのではなく、吉田さんをはじめとするみなさんに、つまり「人」に会いに行っていたのであるということを改めて感じます。

ファスティングホテル「海の杜」

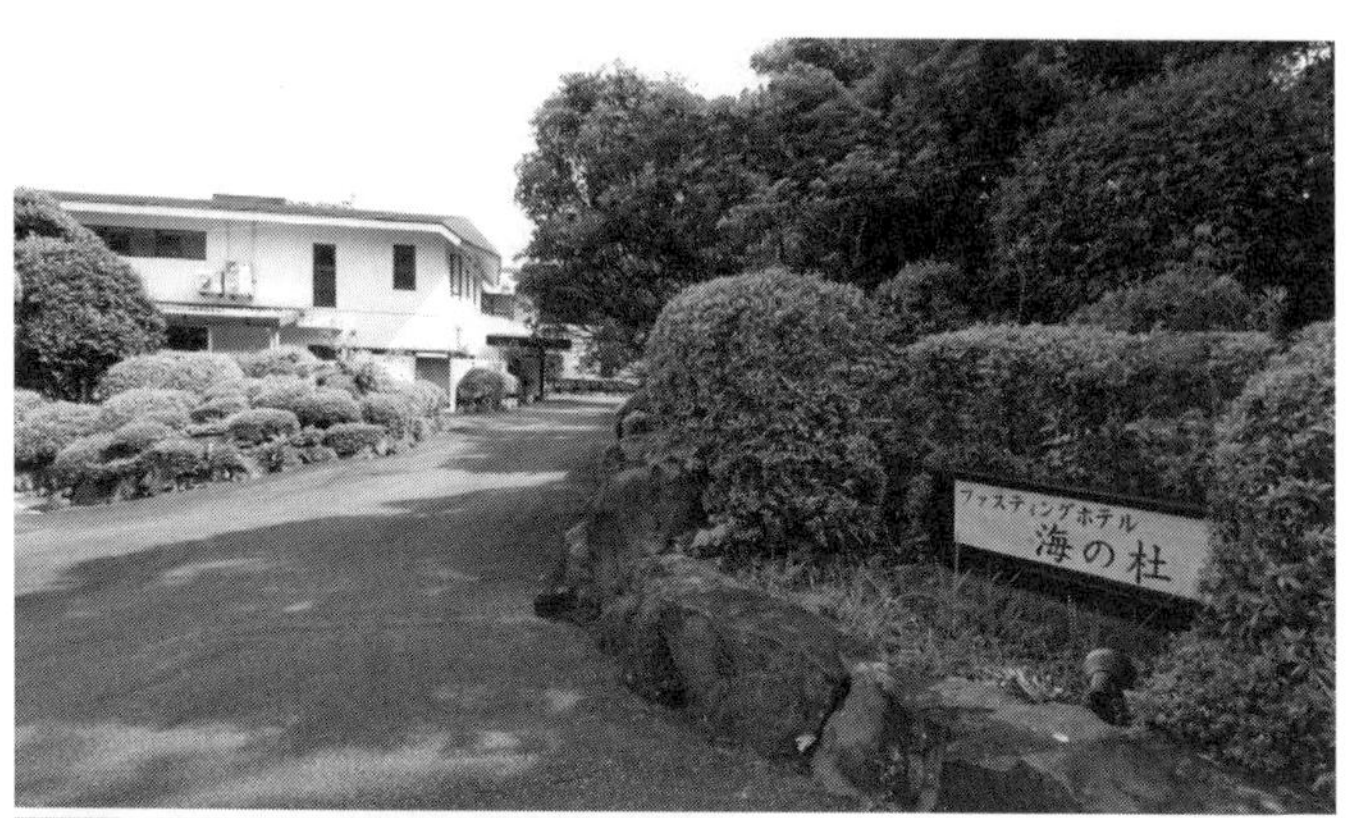

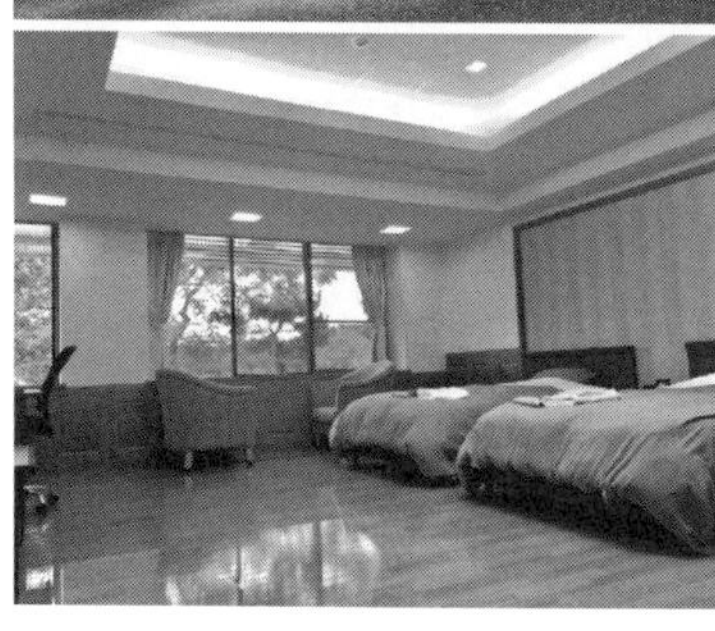

断食でカラダと
ココロをリセット

2020年の夏、伊豆高原にオープンした断食施設。

スーパーフード「モリンガ」のジュースを飲みながらの断食です。

断食施設でのキャリア20年以上のスタッフのサポートで、安心してファスティングが行えます。

ファスティングホテル「海の杜」
TEL.0557-52-3500
〒413-0232 静岡県伊東市八幡野1030-29
https://f-uminomori.com/

アクセス

【電車の場合】

伊豆高原駅下車。改札を出たら右へ。そのまま直進。右手に踏切が見えたら、その踏切を渡り、道なりに進む。駅から徒歩18分。タクシーをご利用の場合は5分で到着。

【自動車の場合（東京より2時間30分）**】**
東名高速道路厚木インターで小田原厚木道路に入る。小田原を通過して西湘バイパス石橋インターを一般道135号線を南下して城ヶ崎入口より2km。

【著者略歴】

吉田益也（よしだ・ますや）

ファスティングホテル「海の杜」オーナー
昭和43年生まれ、佐賀県出身
九州共立大学卒業後、製薬会社のMRとして、医療現場のドクター・看護師・薬剤師・事務長などに直接話を聞くことで日本の医療の現状を知る。その後、漢方系の製薬会社にて東洋医学の力を学ぶ。退職後、日本有数の断食施設に21年間勤務。2020年に独立し、静岡県伊東市にファスティングホテル「海の杜」をオープン。スーパーフーズ「モリンガ」を使った断食メニューで話題となる。数多くの断食体験者に正しい断食の方法を指南するとともに、断食のすばらしさを啓蒙している。

スーパーフーズ　モリンガ断食

断食施設に21年間勤めた私が学んだ断食メソッド

初版第1刷　2021年５月31日

著　者　吉田益也
発行者　小宮英行
発行所　株式会社 徳間書店
〒141−8202　東京都品川区上大崎3-1-1 目黒セントラルスクエア
電話　【編集】03-5403-4350　【販売】049-293-5521
振替　00140-0-44392

印刷・製本　大日本印刷株式会社

ISBN978-4-19-865266-1
乱丁、落丁はお取替えいたします。